Ulrike Marten-Öchsner

„Hausaufgaben, oh ja!"

Begleitende häusliche Trainingsaufgaben zur Unterstützung der Behandlung und Entwicklung von Kindern im Kindergarten- und Grundschulalter

Ulrike Marten-Öchsner

„Hausaufgaben, oh ja!“

Begleitende häusliche Trainingsaufgaben zur Unterstützung der Behandlung und Entwicklung von Kindern im Kindergarten- und Grundschulalter

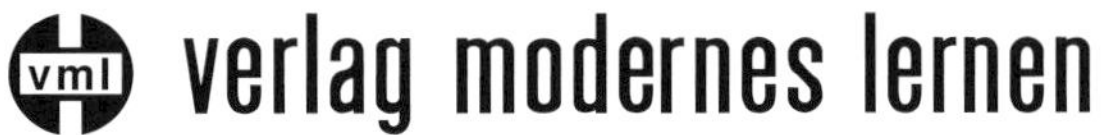

Externe Links

Der Verlag weist ausdrücklich darauf hin, dass eventuell im Text enthaltene externe Links vom Verlag nur bis zum Zeitpunkt der Buchveröffentlichung eingesehen werden konnten. Auf spätere Veränderungen hat der Verlag keinerlei Einfluss. Eine Haftung des Verlages ist daher ausgeschlossen.

Unser Buchprogramm im Internet: www.verlag-modernes-lernen.de

Online-Material zu diesem Buch

So einfach geht's
- Materialseite **verlag-modernes-lernen.de/buecher/online-material** aufrufen
- Buchcode eingeben und Download starten

Ihr Buchcode: **de962427**

Veröffentlicht in der Edition:
verlag modernes lernen Borgmann GmbH & Co. KG · Schleefstraße 14 · D-44287 Dortmund

Gesamtherstellung in Deutschland: Löer Druck GmbH, Dortmund

Illustrationen: Emma Öchsner

Bestell-Nr. 1621 ISBN 978-3-8080-0904-8

Inhalt

Vorwort

Der therapeutische Alltag ist geprägt von Planung, Therapie, Beratung, Termindruck und hohen Erwartungen auf Seiten der Eltern, der behandelnden Ärzte und der Kostenträger. Die Therapie muss professionell, effektiv und vor allem erfolgreich sein.

Die häuslichen Übungen und das regelmäßige häusliche Training sind ein wesentlicher Baustein in der Behandlung von Kindern und müssen die Therapie kontinuierlich begleiten.

TherapeutInnen sind auf der Suche nach Vereinfachungen sowie praktischen und alltagstauglichen Lösungen, um all diesen Anforderungen gerecht zu werden.

Dieses Arbeitsmaterial bietet einen Fundus an häuslichen Trainingsaufgaben und Übungen, die den verschiedenen Behandlungsschwerpunkten zugeordnet sind. So können die behandelnden TherapeutInnen schnell und unkompliziert bereits zu Beginn oder am Ende der Therapieeinheit eine „Hausaufgabe" auswählen, die zu Inhalt und Therapieziel der Behandlungseinheit passt. Lediglich das aktuelle Datum ist einzutragen, und schon kann das Arbeitspapier vom Kind in Empfang genommen und in der Hausaufgaben-Mappe abgeheftet werden. Die angefügte Wochenübersicht ermöglicht es dem Kind (oder ggf. den Eltern), das absolvierte Training zu dokumentieren.

Das Kind hat die Möglichkeit durch das Eintragen eines Smileys eine kurze Reflexion und Bewertung der eigenen Übungseinheit vorzunehmen. So lernt das Kind, seine Aktivitäten und Betätigungen bewusst zu beobachten, einzuschätzen und mit Hilfe eines Symbols zum Ausdruck zu bringen. Den TherapeutenInnen bietet sich dadurch die Möglichkeit, mit dem Kind ins Gespräch zu kommen und die Erfolge oder auch die Schwierigkeiten genauer zu ermitteln und ggf. individuelle Anpassungen vorzunehmen.

Das Arbeitsmaterial umfasst 5 Behandlungsschwerpunkte. Diese sind Wahrnehmung, Bewegung/Koordination, Manipulation/Feinmotorik/Grafomotorik, Planung/Handlung und Kognition/Aufmerksamkeit. Innerhalb dieser sind die Arbeitsblätter alphabetisch geordnet, um das Zurechtfinden zu erleichtern.

Zwei Varianten für Blanko-Arbeitsblätter (s. 112 f.) ermöglichen es den TherapeutInnen, individuelle Aufgaben zu notieren bzw. die Sammlung mit eigenen Ideen zu erweitern und zu verbessern.

Das Arbeitsmaterial eignet sich für die Bereiche Ergotherapie, Logopädie, Physiotherapie, Heilpädagogik, Sozialpädagogik, Sonderpädagogik, Kindergarten, Vorschule und Grundschule. Darüber hinaus bietet es Eltern, die ihr Kind sinnvoll anregen, unterstützen und begleiten möchten, ein Sammelwerk an lebensnahen und praktikablen Ideen und Vorschlägen.

1. Wahrnehmung

Datum	Wahrnehmung

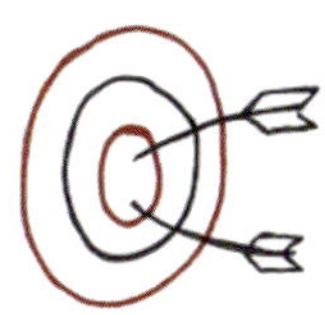	• Verbesserung des Handwahrnehmung • Verbesserung der Haltungssicherung

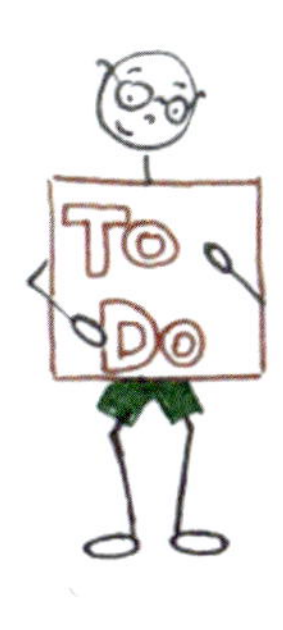	**Abtrockenmaschine** 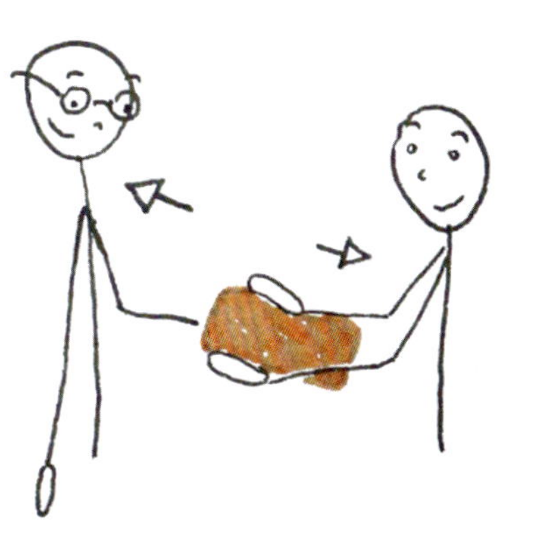

Hinweise zur Durchführung	– Der Erwachsene nimmt ein Handtuch und umhüllt eine Hand des Kindes. – Er drückt von oben und unten mit seinen Händen auf die eingepackte Hand des Kindes. – Das Kind zieht seine Hand aus der „Verpackung" heraus. – Dabei wird die Hand trocken und erhält taktilen Tiefendruck. – Bitte darauf achten, dass das Kind nicht so fest zieht, dass es seinen Körper beim Herausrutschen der Hand nicht mehr stabilisieren kann. Sicherheit geht vor!

Anzahl	

Montag	Dienstag	Mittwoch	Donnerstag	Freitag	Samstag	Sonntag

Datum	Wahrnehmung

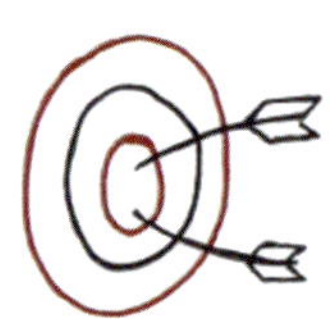	• Verbesserung der Tastfähigkeit

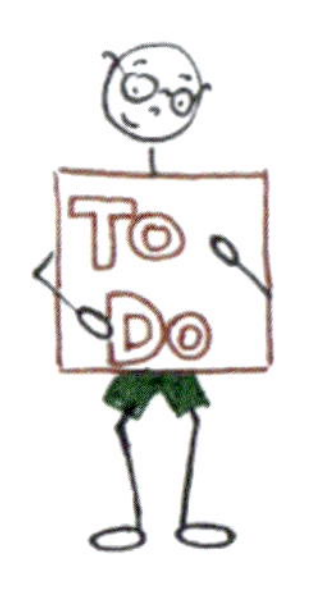	**Alltagsgegenstände ertasten** 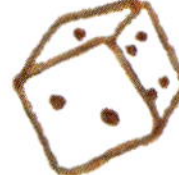 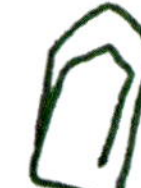 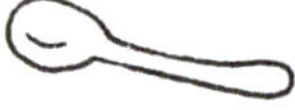

Hinweise zur Durchführung	10 Alltagsgegenstände werden gemeinsam mit dem Kind zusammengetragen. Die Teile werden unter einem Handtuch auf den Tisch gelegt. Das Kind schiebt beide Hände unter das Tuch und nimmt sich einen Gegenstand. Es ertastet den Gegenstand genau und sagt was es ist. Bitte jeden Tag nach neuen Gegenständen suchen – wenn ein Gegenstand schwierig zu ertasten war, dann wird er am Folgetag wiederholt. 5 der Gegenstände bitte anschließend vom Kind aufmalen lassen.

Anzahl	1 × täglich

Montag	Dienstag	Mittwoch	Donnerstag	Freitag	Samstag	Sonntag

Datum	Wahrnehmung

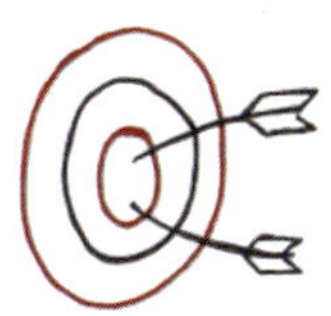	• Verbesserung des statischen Gleichgewichtes

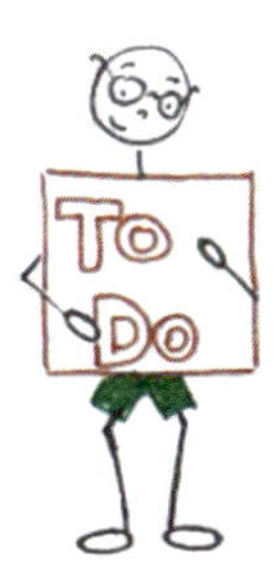	**Balance halten** 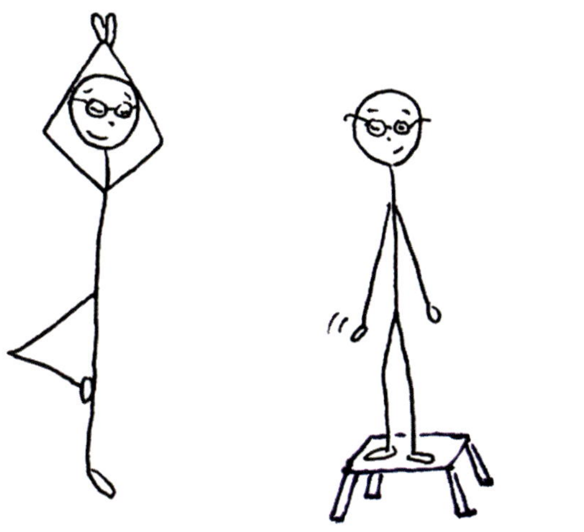

Hinweise zur Durchführung	Ideen: – Beidbeinig stehen mit geschlossenen Augen – Einbeinig stehen mit offenen Augen – Einbeinig stehen mit geschlossenen Augen – Yoga-Baum (ein Fuß berührt seitlich Knöchel oder Knie des anderen Beines, Hände berühren sich vor der Brust oder über dem Kopf, Augen offen oder geschlossen) Variante: – Stehübungen auf einem kleinen Hocker – Stehübungen auf einem Kissen oder einer Matratze

Anzahl	1 × täglich

Montag	Dienstag	Mittwoch	Donnerstag	Freitag	Samstag	Sonntag

Datum	Wahrnehmung

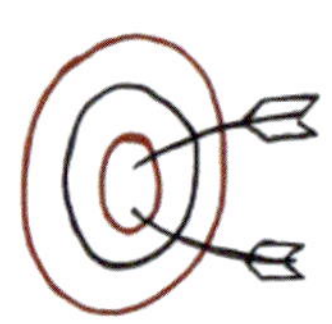	• Verbesserung des dynamischen Gleichgewichtes

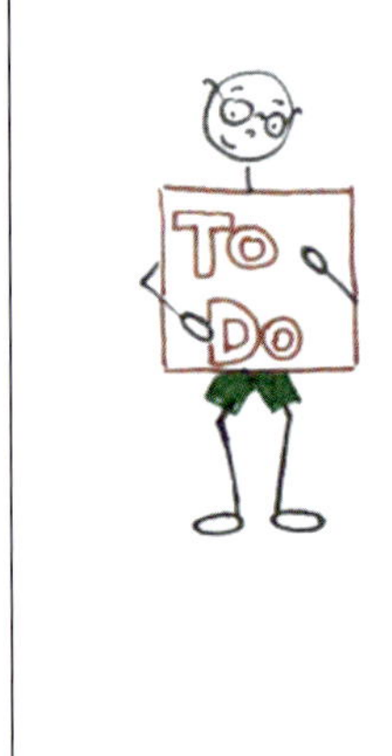	**Balancieren** 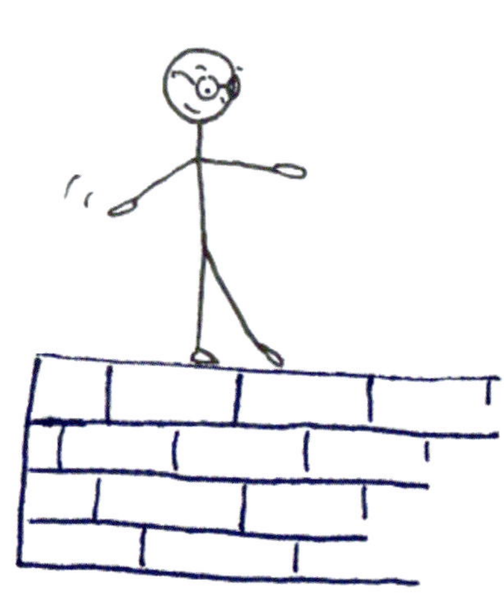 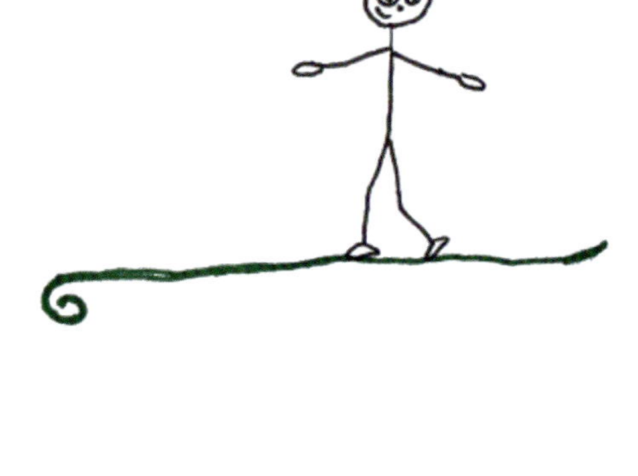

Hinweise zur Durchführung	Suchen und finden Sie gemeinsam mit Ihrem Kind unterschiedlichste Balanciermöglichkeiten und erproben Sie diese gemeinsam. Denken Sie beim Ausprobieren daran, dass die Sicherheit des Kindes an oberster Stelle steht. Ideen: Bordsteinkante, kleine Mauer, aufgemalte Linien, Seil usw.

Anzahl	1 × täglich

Montag	Dienstag	Mittwoch	Donnerstag	Freitag	Samstag	Sonntag

Datum	Wahrnehmung

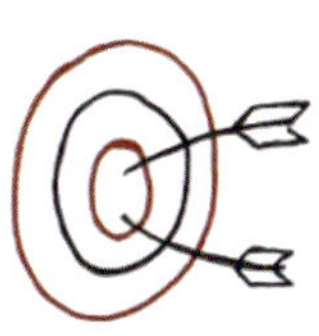	• Verbesserung der Hautregulation • Verbesserung der Körperwahrnehmung

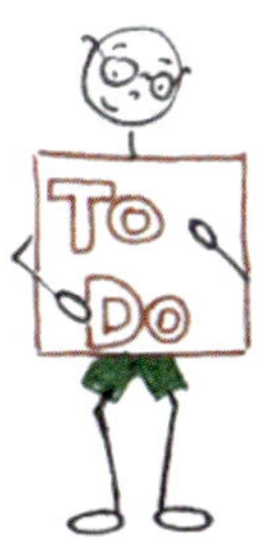	**Bürstentechnik nach Rood** 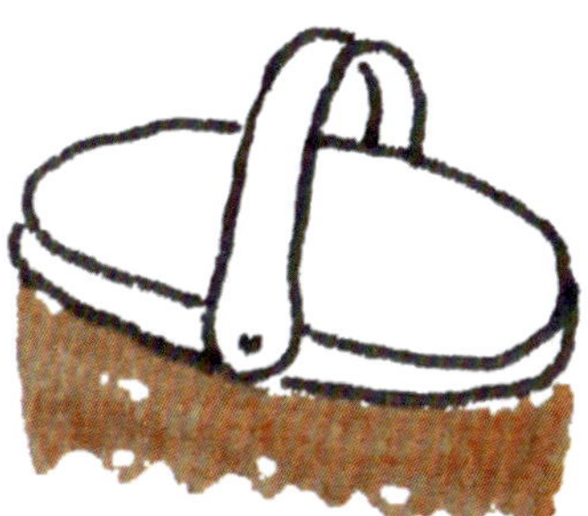

Hinweise zur Durchführung	Der Körper des Kindes wird mit einer „nichtkratzenden" chirurgischen Bürste mittels kurzem, festem Bürstenstrich abgebürstet. Arme, Rumpf und Beine werden vorne und hinten abgebürstet. Das Gesicht bürstet das Kind abschließend selbst. Seien Sie im Blickkontakt mit Ihrem Kind und registrieren Sie Unwohlsein und Unbehagen! Alternativ kann sich das größere Kind auch selbst abbürsten.

Anzahl	1–2 × täglich

Montag	Dienstag	Mittwoch	Donnerstag	Freitag	Samstag	Sonntag

Datum	**Wahrnehmung**

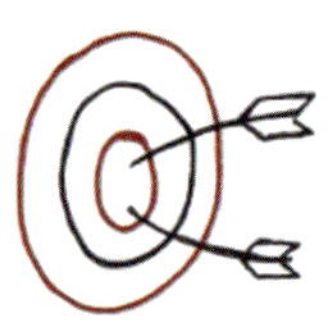	• Verbesserung der Hautregulation und der Körperwahrnehmung

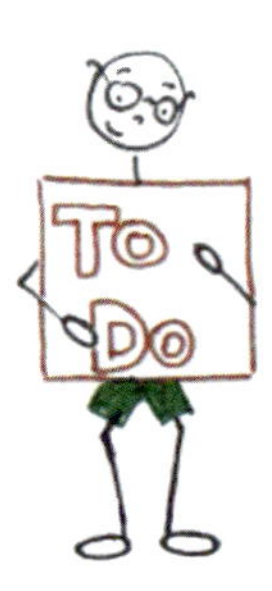	**Fußmassage** 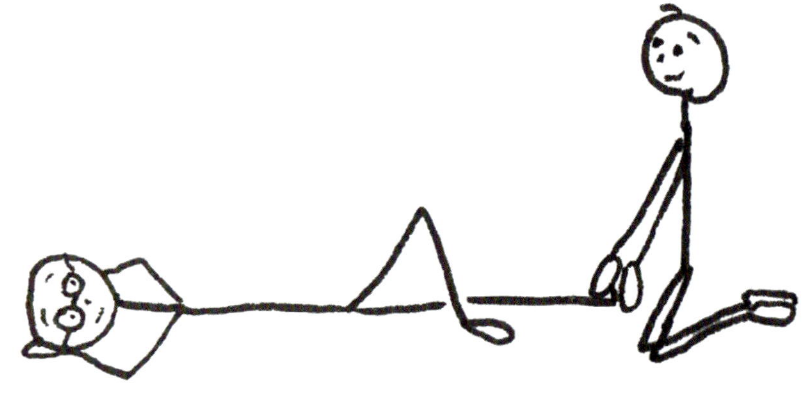

Hinweise zur Durchführung	Das Kind wählt eine entspannte Position. Ein Fuß nach dem anderen wird massiert. Eindeutige klare Reize sind wichtig. Seien Sie im Kontakt mit Ihrem Kind. Fragen Sie was ihm gut tut. Möglich sind kreisende Bewegungen oder ein Ausstreichen der Fußsohle und des Fußrückens.

Anzahl	

Montag	Dienstag	Mittwoch	Donnerstag	Freitag	Samstag	Sonntag

Datum	Wahrnehmung

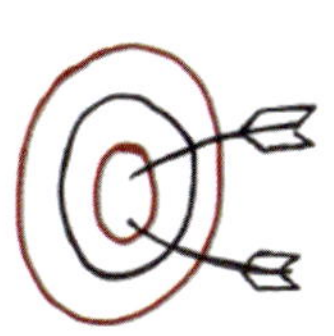	• Verbesserung der Körperwahrnehmung

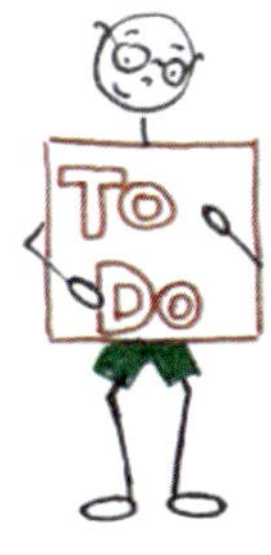

Gelenkaproximation

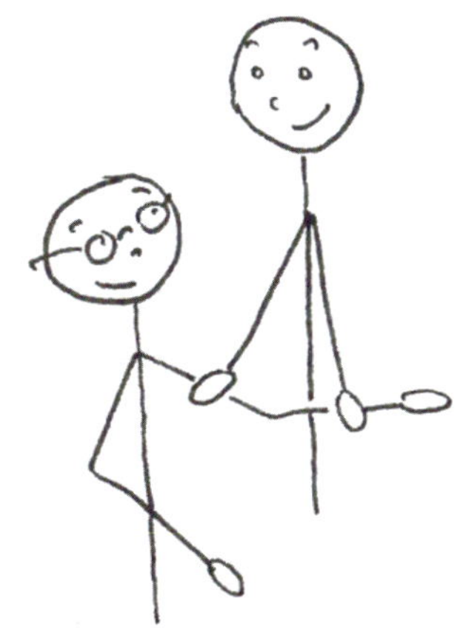

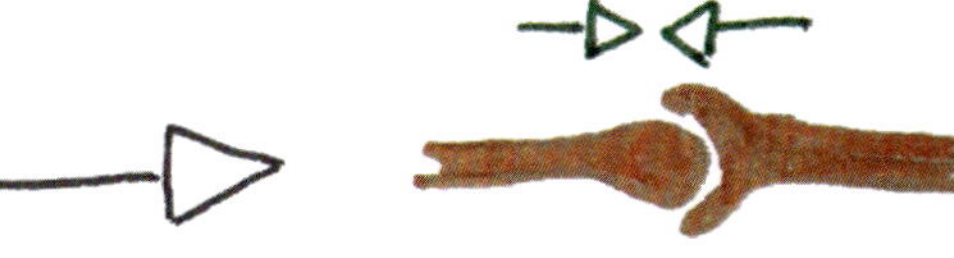

Hinweise zur Durchführung	Alle großen Gelenke werden 5 × zusammengedrückt, entsprechend der Demonstration und Erläuterung Ihrer Therapeutin.

Anzahl	1–2 × täglich

Montag	Dienstag	Mittwoch	Donnerstag	Freitag	Samstag	Sonntag

Datum	Wahrnehmung

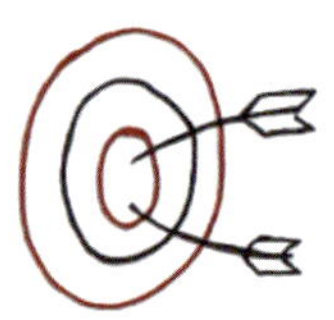	• Verbesserung der Wahrnehmung der Hände und des Handschemas

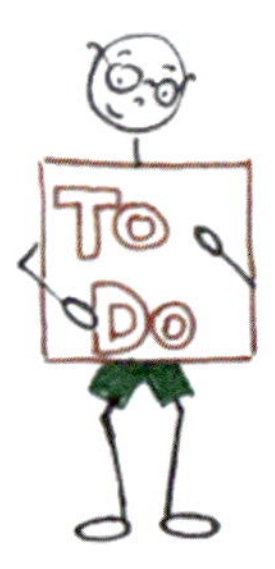	**Handmassage** 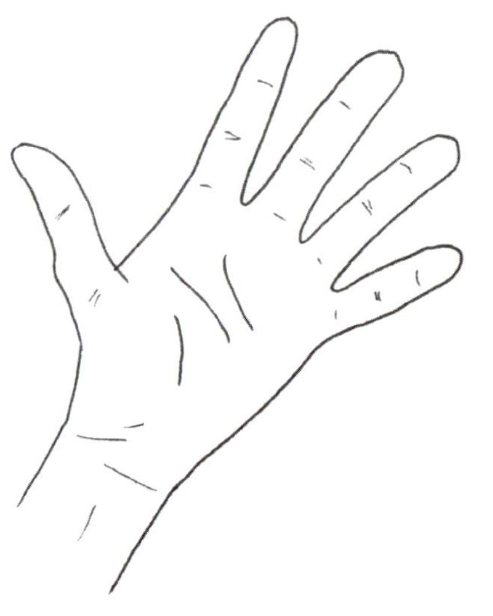

Hinweise zur Durchführung	Jede Hand des Kindes wird durch einen Erwachsenen intensiv massiert. Der Handteller wird mit kreisenden Bewegungen des Daumens und klarem Druck massiert. Im Bereich der Fingergrundgelenke ebenfalls mit kleinen kreisenden Bewegungen intensiv arbeiten. Jeden einzelnen Finger seitlich ausstreichen (wie einen Korkenzieher). Die gesamte Hand und jeden Finger fest drücken. Seien Sie kreativ und schauen Sie was Ihrem Kind gut tut!

Anzahl	1 × täglich

Montag	Dienstag	Mittwoch	Donnerstag	Freitag	Samstag	Sonntag

Datum	Wahrnehmung

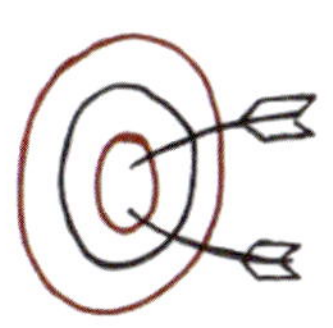	• Verbesserung der Aufrichtung gegen die Schwerkraft und der Körpereigenwahrnehmung

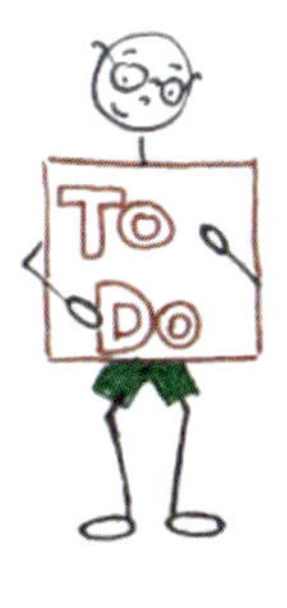	**In Bauchlage rückwärts schieben** 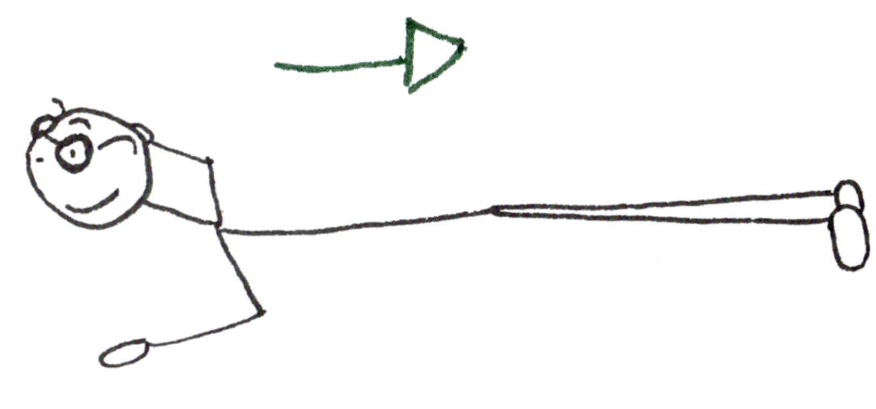

Hinweise zur Durchführung	Idee: Geben Sie dem Kind etwas zum Transportieren (z. B. ein Kuscheltier, die Tageszeitung o. ä.), dann ist der Anreiz deutlich größer …

Anzahl	5–10 Meter pro Tag

Montag	Dienstag	Mittwoch	Donnerstag	Freitag	Samstag	Sonntag

Datum	Wahrnehmung

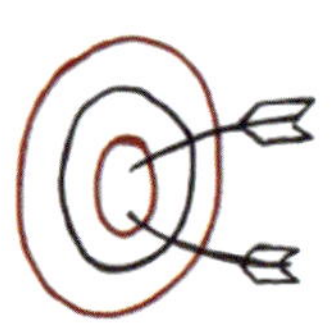	• Verbesserung der Körperwahrnehmung 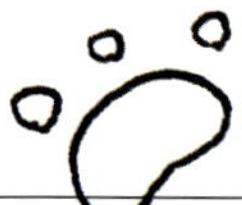

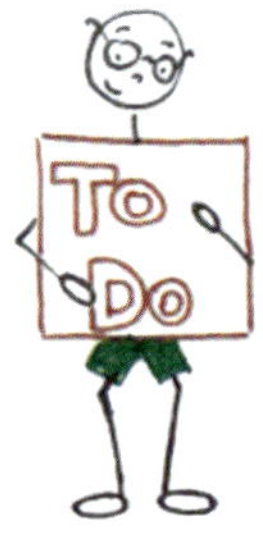	**Katzenpfotenmassage** 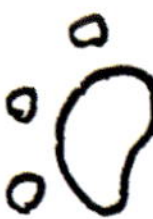 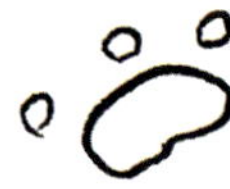 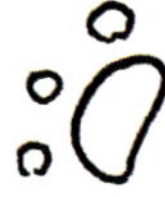

Hinweise zur Durchführung	Das Kind liegt bequem auf dem Bauch. Der Massierende setzt eine Hand mit dem Handballen auf dem Rücken des Kindes ab und rollt diese Hand dann mit leichtem Druck bis zu den Fingerspitzen ab. Bevor er die erste Hand abhebt, setzt er die zweite Hand wieder mit dem Handballen auf dem Körper auf und führt die gleiche abrollende Bewegung aus. So bewegt er sich über die gesamte Rückseite des Körpers des Kindes. Für das Kind fühlt es sich an, als würde eine Katze über den Rücken laufen.

Anzahl	

Montag	Dienstag	Mittwoch	Donnerstag	Freitag	Samstag	Sonntag

Datum	Wahrnehmung

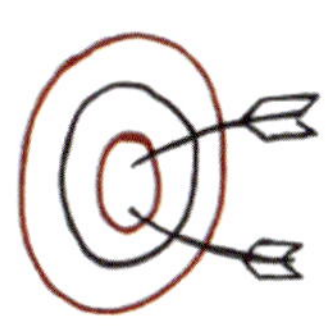	• Erhöhung der allgemeinen Wachheit • Verbesserung des Körpergefühls

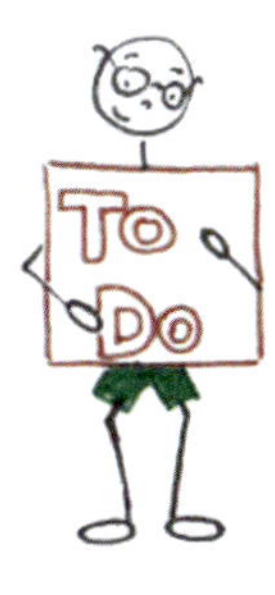	**Klatschmassage** 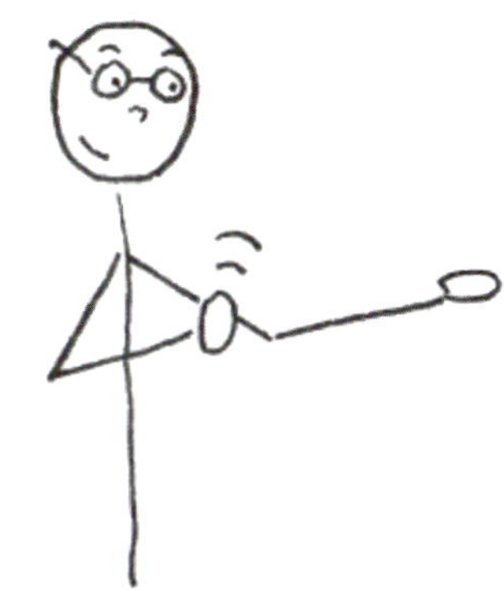 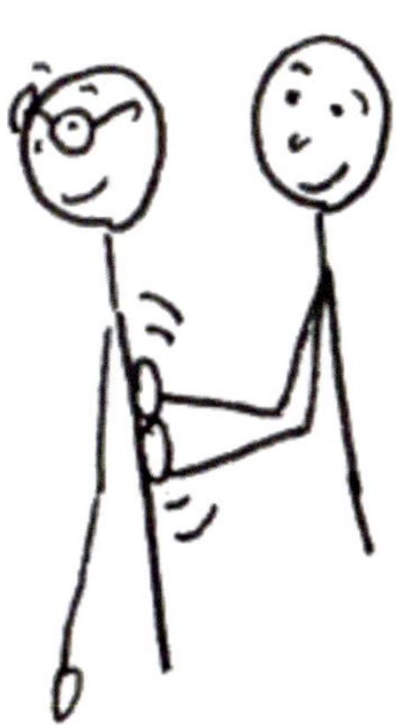

Hinweise zur Durchführung	– Das Kind klopft/klatscht sich selber den ganzen Körper ab. – Begonnen wird an den Füßen, weiter geht's über die Unterschenkel – vorne, hinten, seitlich ... – Dann die Oberschenkel – vorne , hinten, seitlich ... – Den Po ebenfalls ... – Mit Gefühl den Bauchbereich, die Seiten und den Rücken nicht vergessen ... – Dann sind die Arme dran, begonnen wird an den Händen, wir „wandern" hoch bis zu den Schultern. – Auch der Kopf wird mit Gefühl geklopft/geklatscht. – Variante: ein Partner klatscht den Körper des Kindes ab.

Anzahl	

Montag	Dienstag	Mittwoch	Donnerstag	Freitag	Samstag	Sonntag

Datum	Wahrnehmung

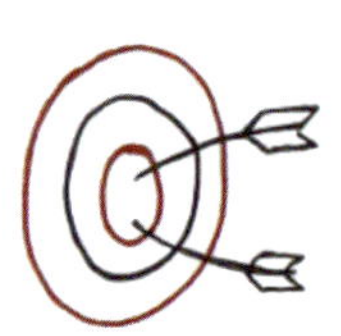	• Verbesserung der Körperwahrnehmung

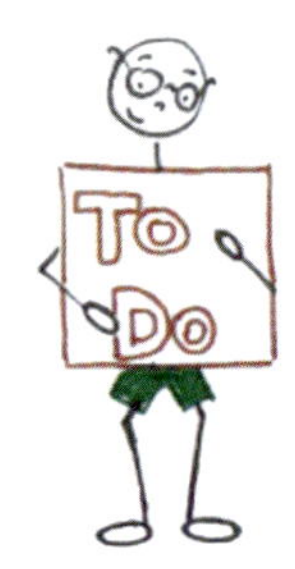	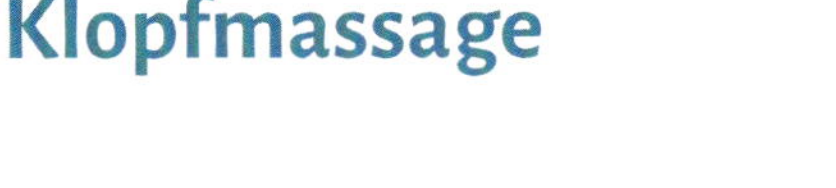 **Klopfmassage** 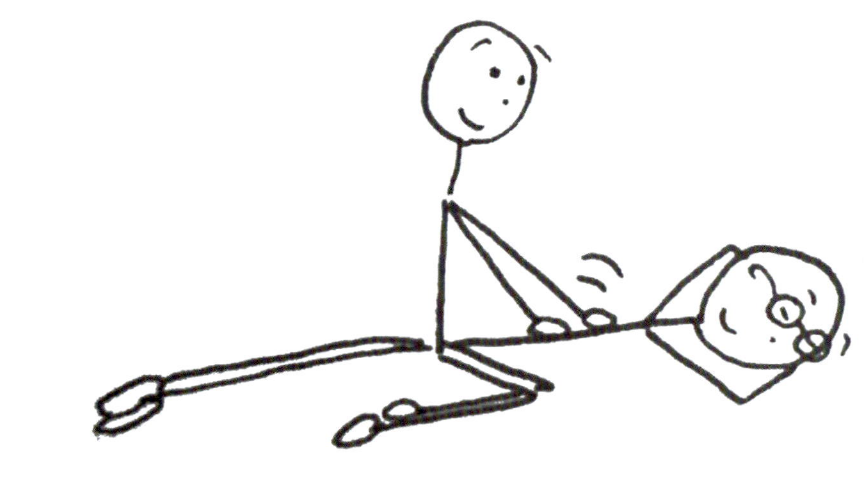

Hinweise zur Durchführung	Das Kind liegt bequem auf dem Bauch. Der Massierende bildet mit beiden Händen eine lockere Faust und bewegt zu Beginn die Hände locker aus dem Handgelenk heraus. Diese Lockerheit übernimmt er, wenn er den rückseitigen Körper des Kindes abklopft. Er arbeitet rhythmisch und gleichmäßig.

Anzahl	

Montag	Dienstag	Mittwoch	Donnerstag	Freitag	Samstag	Sonntag

Datum	Wahrnehmung

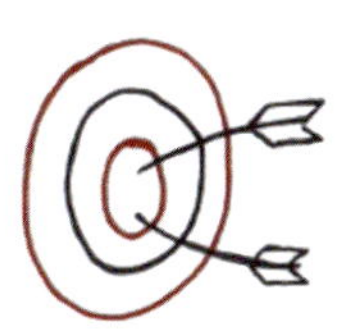	• Verbesserung des Handwahrnehmung • Verbesserung der Auge-Hand-Koordination

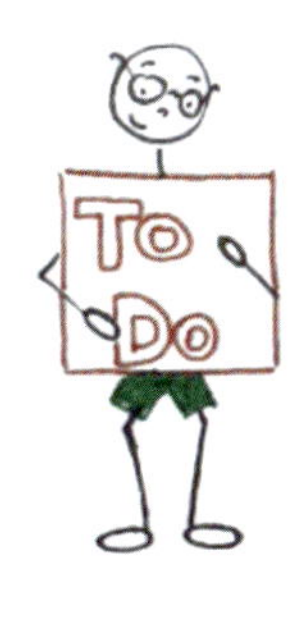

Monsterspiel mit Knete

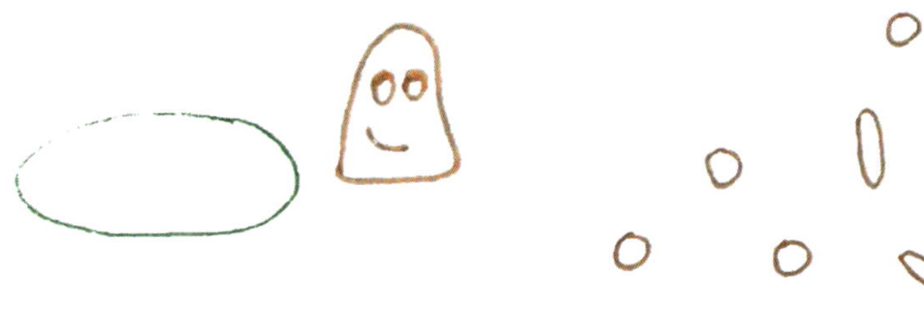

Hinweise zur Durchführung

- Eine Knetkugel wird geformt und dann mit der Faust zu einer Insel plattgeklopft.
- Auf der Insel wohnt das Monster. Dazu wird eine dicke Tonrolle gemacht, die mit dem einen Ende auf den Tisch geklopft wird. So kann das Monster stehen.
- Zwei Augen und eine Nase werden angedeutet.
- Das Monster ist hungrig und benötigt etwas zu essen.
- Dazu werden zu Beginn einfach Knetstücken abgerissen und auf dem Tisch verteilt.
- Nun nimmt das Kind das Monster und springt damit auf die Knetstücken. Diese bleiben kleben und sind somit gegessen.
- Im Anschluss gibt es noch „Laugenstangen", „Hörnchen", „Brötchen", „Brote", „Kuchen" und alles was dem Kind sonst noch so einfällt …

Anzahl	

Montag	Dienstag	Mittwoch	Donnerstag	Freitag	Samstag	Sonntag

Datum	Wahrnehmung

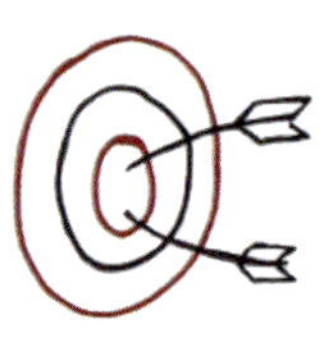	• Verbesserung des Handschemas • Verbesserung der Handgelenkstabilität

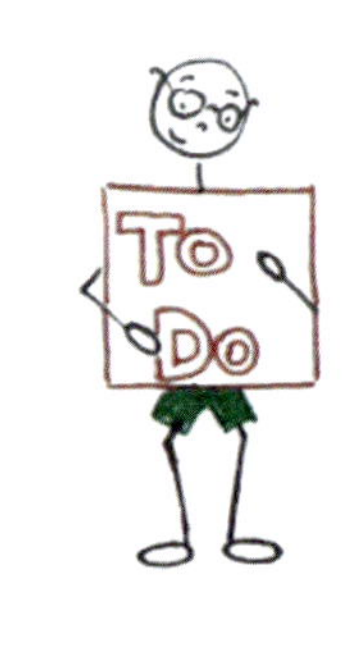	**Schubkarre laufen** 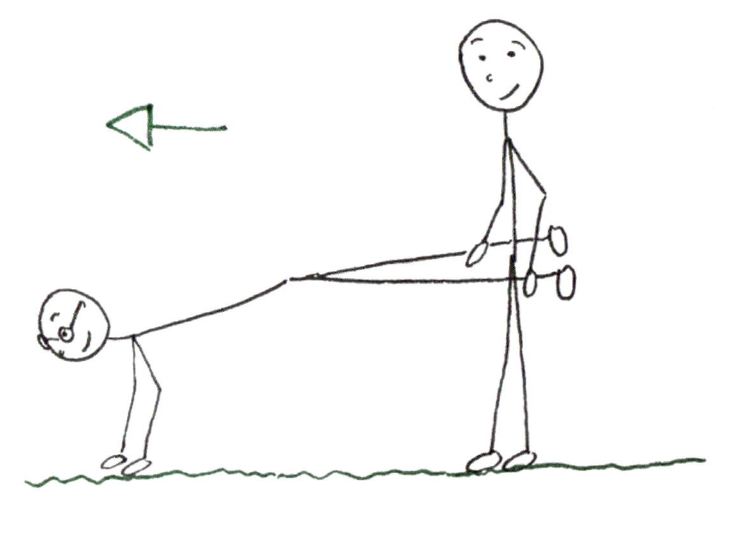

Hinweise zur Durchführung	– Unbedingt darauf achten, dass der Rücken kein Hohlkreuz bildet! – Die Belastbarkeit des Kindes im Blick behalten. – Überforderung vermeiden.

Anzahl	1–2 × täglich 10 bis 12 m

Montag	Dienstag	Mittwoch	Donnerstag	Freitag	Samstag	Sonntag

2. Bewegung/Koordination

Datum	Bewegung/Koordination

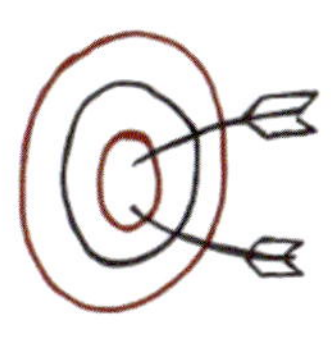	• Verbesserung der Rumpfrotation und der Überkreuzung der Körpermittellinie

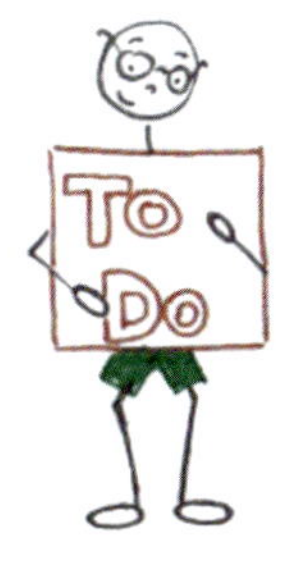

Ball hinter dem Rücken übergeben

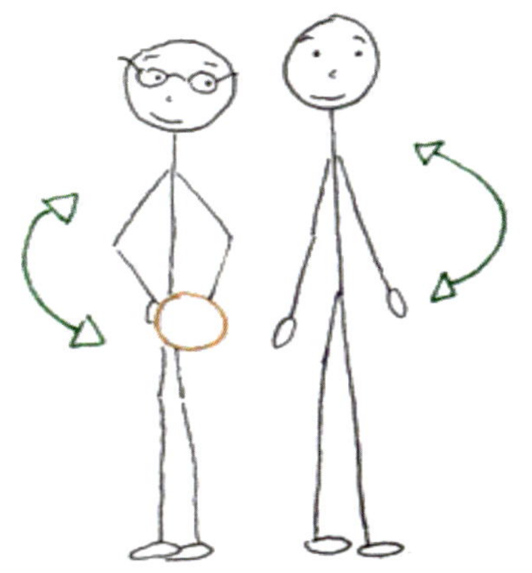

Hinweise zur Durchführung

- 2 Partner stehen rücklings hintereinander
- einer hält den Ball mit beiden Händen und dreht sich so weit nach links, dass er dem anderen Partner, der sich nach rechts dreht, den Ball übergeben kann
- dieser nimmt ihn ab
- der Ball wird immer beidhändig gehalten
- die Füße stehen fest am Boden und dürfen nicht verschoben oder verdreht werden
- nun dreht sich der zweite Partner mit dem Ball nach links und übergibt dort den Ball wieder an den ersten Partner
- so geht es immer weiter bis der Ball 20–25 × zwischen den Partnern gewechselt hat

Anzahl	1 × täglich

Montag	Dienstag	Mittwoch	Donnerstag	Freitag	Samstag	Sonntag

Datum	**Bewegung/Koordination**

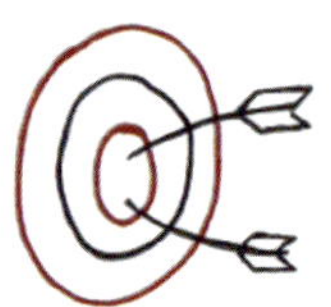

- Verbesserung der Rechts-Links-Koordination
- Verbesserung der Zusammenarbeit der rechten und linken Gehirnhälfte
- Verbesserung der motorischen Automatisierungsleistungen

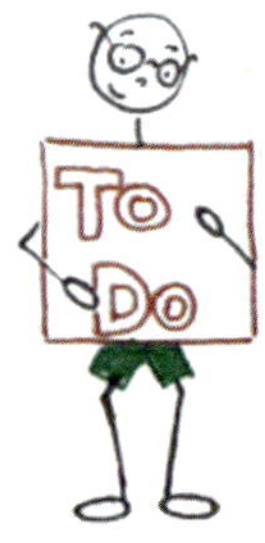

Ball – Kreuz 1

Ball – Kreuz – Übergeben

Variante 1

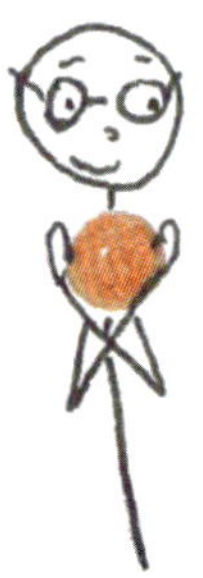

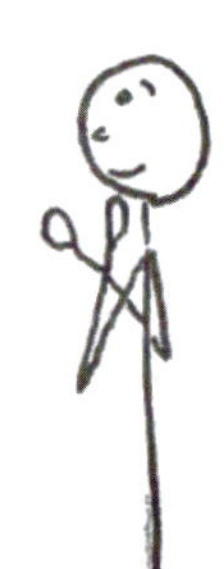

Steigerung:

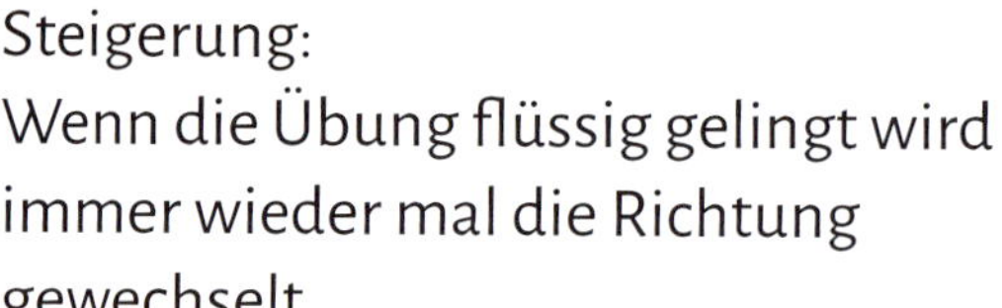

Wenn die Übung flüssig gelingt wird immer wieder mal die Richtung gewechselt.

Hinweise zur Durchführung

Jeder hält seinen Ball in der rechten Hand. Beide Hände werden nun vor der Brust überkreuzt und die Handinnenflächen nach innen gedreht. Der Ball wird von der rechten in die linke Hand übergeben. Beide Hände werden im 90°-Winkel nach vorne gebracht und der Ball wird dem Partner nun mit der linken Hand übergeben. Der angegebene Ball wird mit der rechten Hand übernommen.

Bei der nehmenden Hand zeigt die Handinnenfläche nach oben. Bei der gebenden Hand zeigt die Handinnenfläche nach unten.

Wichtig ist ein gemeinsamer Rhythmus beim Durchführen.

Anzahl	5–7 min täglich oder 3 min 2× täglich

Montag	Dienstag	Mittwoch	Donnerstag	Freitag	Samstag	Sonntag

Datum	Bewegung/Koordination

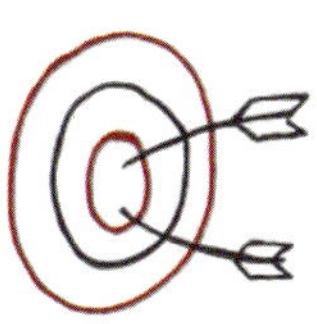	• Verbesserung der Rechts-Links-Koordination • Verbesserung der Zusammenarbeit der rechten und linken Gehirnhälfte • Verbesserung der motorischen Automatisierungsleistungen

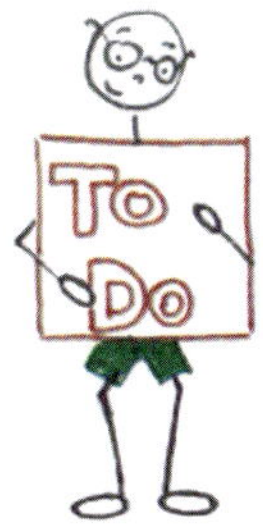

Ball – Kreuz 2

Ball – Kreuz – Übergeben + Hocke

Variante 2

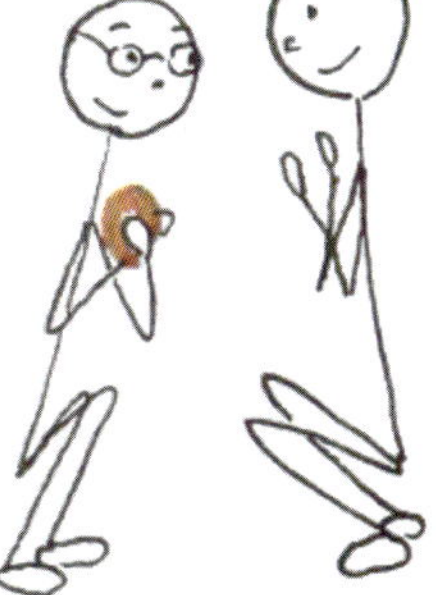

Steigerung:
Wenn die Übung flüssig gelingt wird immer wieder mal die Richtung gewechselt.

Hinweise zur Durchführung	Jeder hält seinen Ball in der rechten Hand. Durchlauf wie bisher ... Beim Überkreuzen der Arme vor der Brust geht ihr alle gleichzeitig in die Hocke und anschließend wieder hoch. Wichtig ist ein gemeinsamer Rhythmus beim Durchführen.

Anzahl	5–7 min täglich oder 3 min 2× täglich

Montag	Dienstag	Mittwoch	Donnerstag	Freitag	Samstag	Sonntag

Datum	Bewegung/Koordination

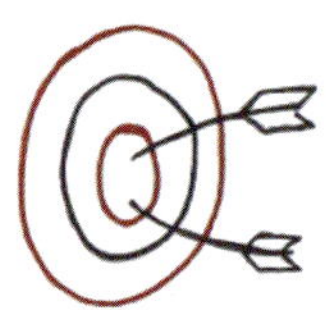	• Verbesserung der Rechts-Links-Koordination • Verbesserung der Zusammenarbeit der rechten und linken Gehirnhälfte • Verbesserung der motorischen Automatisierungsleistungen

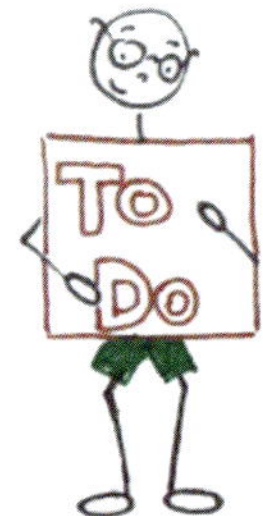

Ball – Kreuz 3

Ball – Kreuz – Übergeben – Hocke + Fuß

Variante 3

Steigerung:
Wenn die Übung flüssig gelingt wird immer wieder mal die Richtung gewechselt.

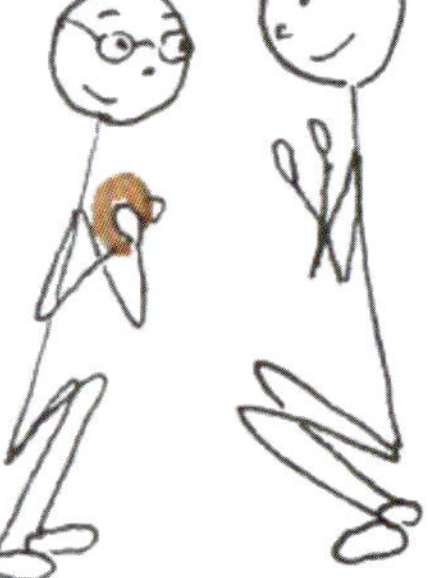

Hinweise zur Durchführung	Jeder hält seinen Ball in der rechten Hand. Durchlauf wie bisher ... Beim Übergeben des Balles an den Partner geht der gegenläufige Fuß nach vorne: – wird der Ball mit der rechten Hand an den Partner übergeben, wird der linke Fuß nach vorne gebracht und gleich wieder zurückgenommen – übergibt die linke Hand den Ball, den rechten Fuß einsetzen Wichtig ist ein gemeinsamer Rhythmus beim Durchführen.

Anzahl	5–7 min täglich oder 3 min 2× täglich

Montag	Dienstag	Mittwoch	Donnerstag	Freitag	Samstag	Sonntag

Datum	**Bewegung/Koordination**

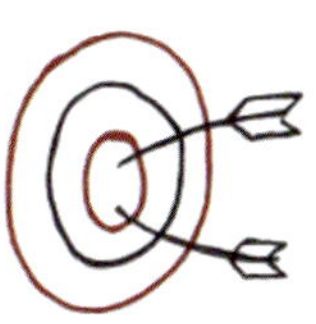	• Verbesserung der Rechts-Links-Koordination • Verbesserung der Zusammenarbeit der rechten und linken Gehirnhälfte • Verbesserung der motorischen Automatisierungsleistungen

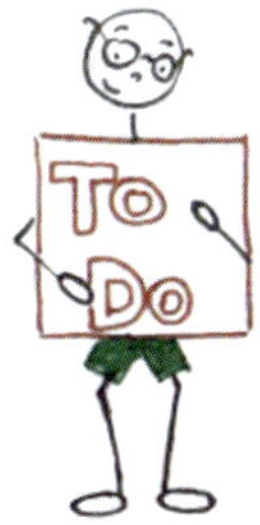

Ball – Kreuz – 4

Ball – Kreuz – Übergeben – Hocke – Fuß + rückwärts zählen

Variante 4

… und immer wieder mal die Richtung wechseln.

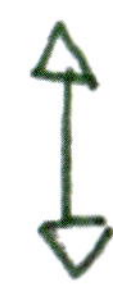

Hinweise zur Durchführung	Partner 1: nennt die erste Zahl (z. B. 100 oder kleiner). Partner 2: nennt die Vorläuferzahl (z. B. 99). Wenn das Denken länger dauert, dann bleibt die Ballbewegung immer gleich, bis die richtige Zahl gesagt werden kann.

Anzahl	5–7 min täglich oder 3 min 2× täglich

Montag	Dienstag	Mittwoch	Donnerstag	Freitag	Samstag	Sonntag

Datum	**Bewegung/Koordination**

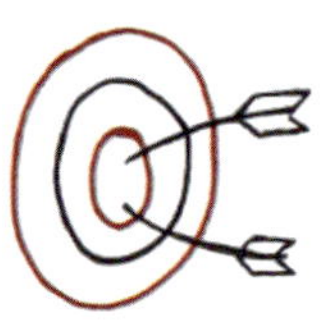

- Verbesserung der Rechts-Links-Koordination
- Verbesserung der Zusammenarbeit der rechten und linken Gehirnhälfte
- Verbesserung der motorischen Automatisierungsleistungen

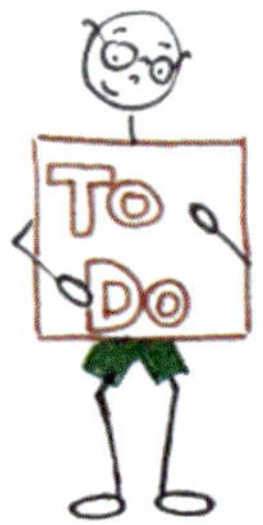

Ball – Kreuz – 5

Ball – Kreuz – Übergeben – Hocke – Fuß + Rechenaufgaben lösen

Variante 5

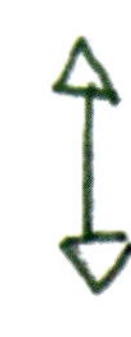

... und immer wieder mal die Richtung wechseln.

Hinweise zur Durchführung	Partner 1: nennt beim Übergeben des Balles die Aufgabe. Partner 2: nennt das Ergebnis ebenfalls beim Übergeben des Balles. Wenn das Rechnen länger dauert, dann bleibt die Ballbewegung immer gleich, bis das Rechenergebnis gesagt werden kann.
Anzahl	5–7 min täglich oder 3 min 2× täglich

Montag	Dienstag	Mittwoch	Donnerstag	Freitag	Samstag	Sonntag

Datum	Bewegung/Koordination

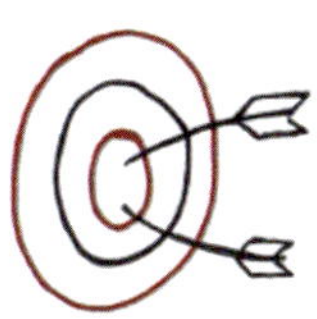	• Verbesserung der Rechts-Links-Koordination • Verbesserung der Zusammenarbeit der rechten und linken Gehirnhälfte • Verbesserung der motorischen Automatisierungsleistungen

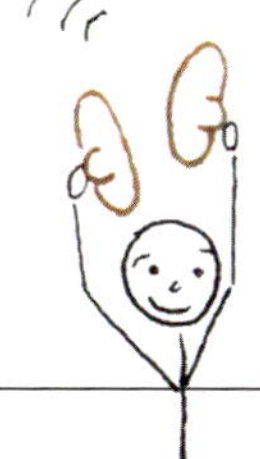

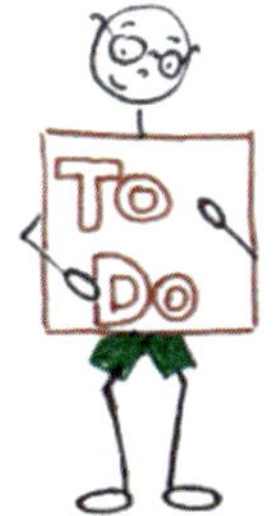	Ball – Kreuz – 6 **Ball – Kreuz – Übergeben – Hocke – Fuß** **+ kognitive Aktivität** **+ Störung von außen** Variante 6 … und immer wieder mal die Richtung wechseln.

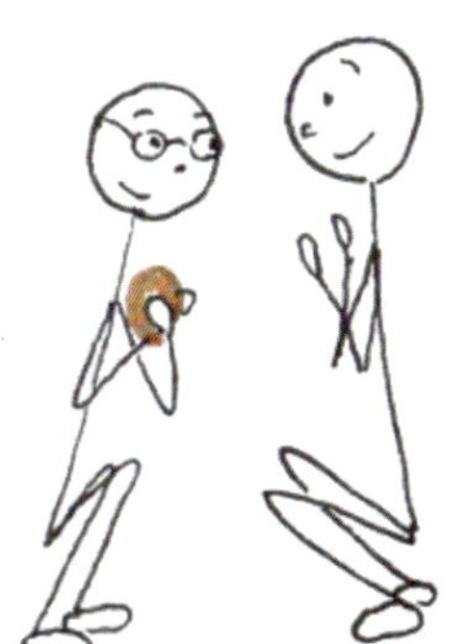

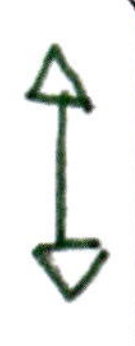

Hinweise zur Durchführung	Alle bisher bekannten Bewegungen und Abläufe werden jetzt kombiniert, und das Übungspärchen wird durch eine dritte Person „gestört". Eine mögliche Störung ist: – zwischen den beiden durchlaufen – die beiden Partner ansprechen (gerne auch mal etwas provokativ)

Anzahl	5 – 7 min täglich oder 3 min 2× täglich

Montag	Dienstag	Mittwoch	Donnerstag	Freitag	Samstag	Sonntag

Datum	Bewegung/Koordination

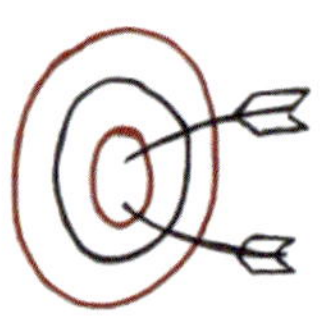	• Verbesserung des Werfens und Fangens • Verbesserung der Koordination • Verbesserung der Augenbewegungen

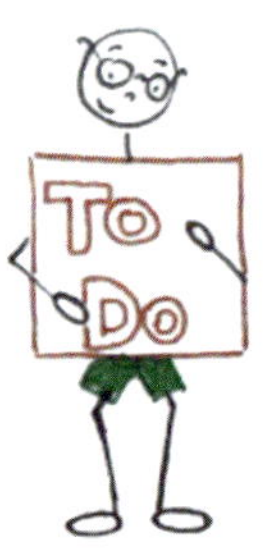	**Ballspielen 1** 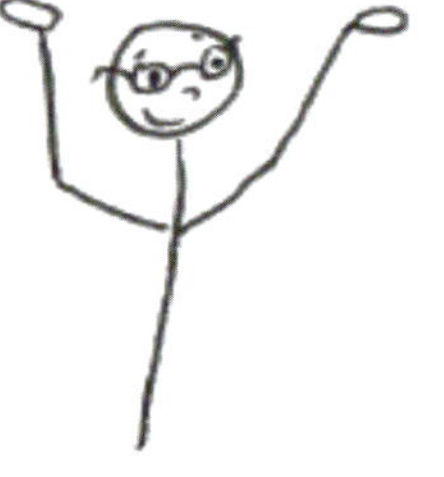 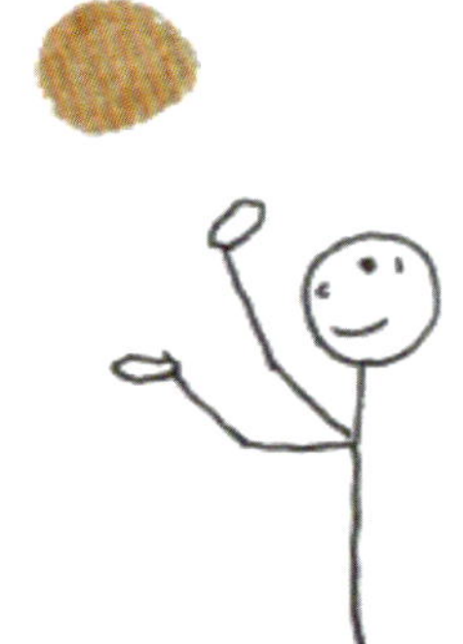 mit einem Partner oder in einer kleinen Gruppe

Hinweise zur Durchführung	– Den Ball zwischen den Partnern hin- und herwerfen. – Variationen im Tempo und der Wurfhöhe. – Unterschiedliche Bälle verwenden. – Achtet darauf, dass jeder so wirft, dass der andere auch fangen kann! – Wenn das Werfen und Fangen gut klappt, dann können sich die Spielpartner dabei im Kreis drehen.

Anzahl	5–10 min täglich

Montag	Dienstag	Mittwoch	Donnerstag	Freitag	Samstag	Sonntag

Datum	Bewegung/Koordination

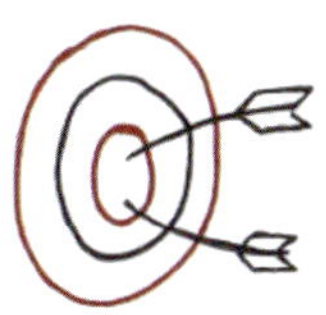	• Verbesserung der allgemeinen Wachheit • Verbesserung des Werfens und Fangens • Verbesserung der Koordination • Verbesserung der Augenbewegungen

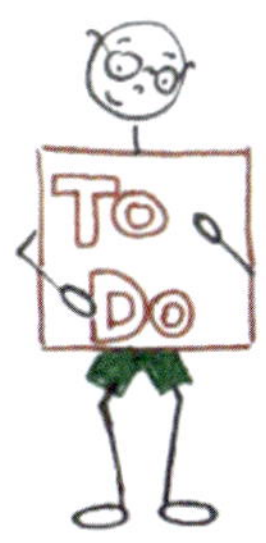	**Ballspielen 2** in einer kleinen Gruppe 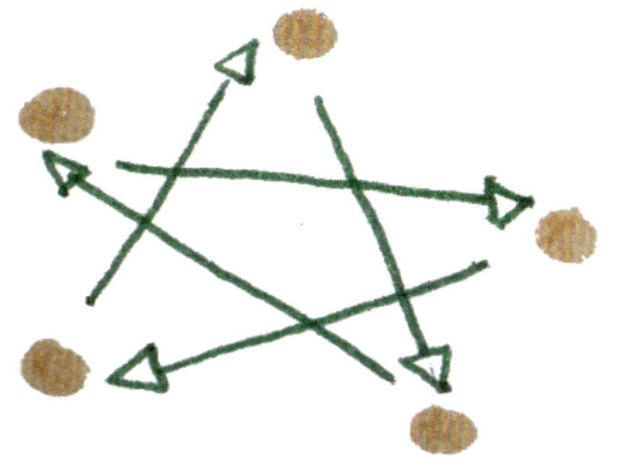

Hinweise zur Durchführung	– Die Spielpartner stehen im Kreis. – Es wird eine feste Zuordnung festgelegt, wer zu wem wirft. – Diese Zuordnung wird auch die ganze Zeit eingehalten. – So wird der Ball nun fortlaufend zugeworfen. – Wenn es gut läuft, dann wird ein zweiter Ball dazu genommen – wenn möglich sogar noch ein dritter Ball. – Wenn auch das gut klappt, bewegt sich die ganze Gruppe langsam im Kreis herum.

Anzahl	5–10 min täglich

Montag	Dienstag	Mittwoch	Donnerstag	Freitag	Samstag	Sonntag

Datum	Bewegung/Koordination

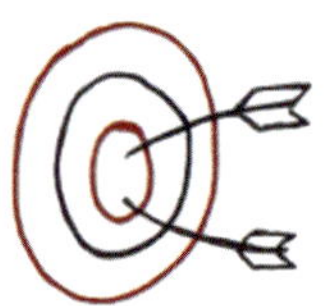

- Verbesserung der allgemeinen Wachheit
- Verbesserung des Werfens und Fangens
- Verbesserung der Koordination
- Verbesserung der Augenbewegungen

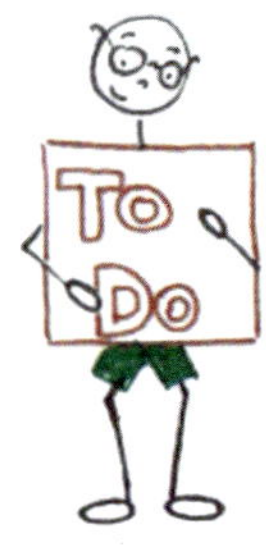

Ballspielen 3

Ball an die Wand werfen und wieder fangen

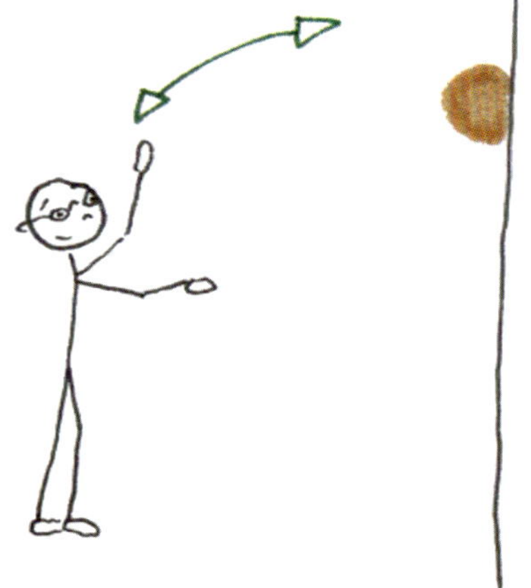

Hinweise zur Durchführung

- Das Kind steht in einem geeigneten Abstand vor einer passenden Wand.
- Das Kind wirft den Ball so gegen die Wand, dass es den Ball wieder fangen kann.
- Ausprobieren, wie der Ball reagiert, wenn in unterschiedlicher Höhe an die Wand geworfen wird.
- Wie kann er am besten gefangen werden?
- Variationen:
  1. Ball an Wand und 1 × klatschen
  2. Ball an Wand und 2 × oder mehr klatschen
  3. Ball an Wand und Kind dreht sich 1 × um, bevor es den Ball wieder fängt
  4. Seid kreativ und findet neue Ideen ...

Anzahl	5–10 min täglich

Montag	Dienstag	Mittwoch	Donnerstag	Freitag	Samstag	Sonntag

Datum	Bewegung/Koordination

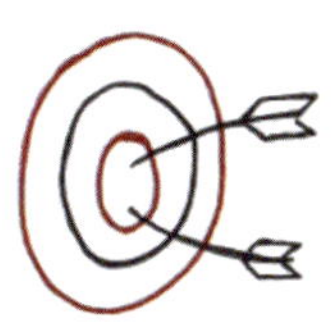	• Verbesserung der Hand-Hand-Koordination • Verbesserung der Zusammenarbeit beider Hirnhälften • Verbesserung der Fingerbeweglichkeit

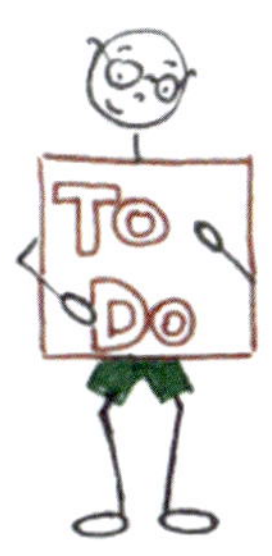

Fadenspiele

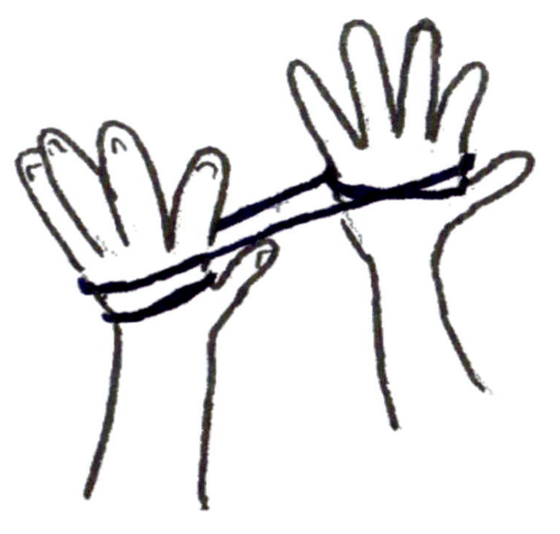

Hinweise zur Durchführung	1. Einfach erinnern, wie Sie es als Kinder gespielt haben. 2. Ideen und Anregungen finden Sie im Internet unter www.labbe.de

Anzahl	1 × täglich 3–5 min

Montag	Dienstag	Mittwoch	Donnerstag	Freitag	Samstag	Sonntag

Datum	Bewegung/Koordination

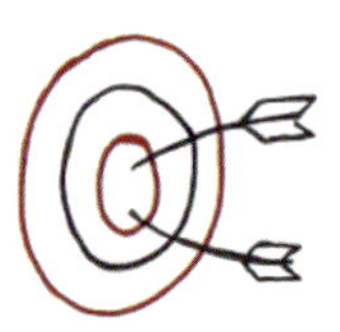	• Verbesserung der Koordination, der Sequenzierung und der Automatisierung

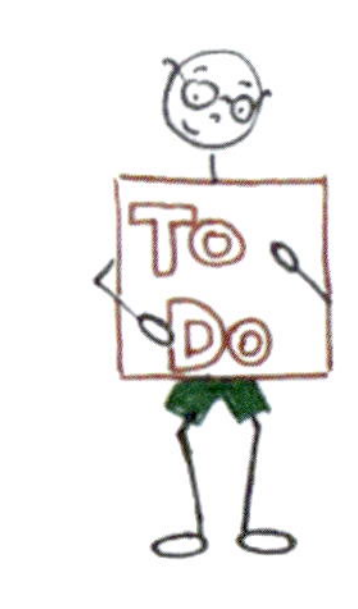	**Gummitwist** 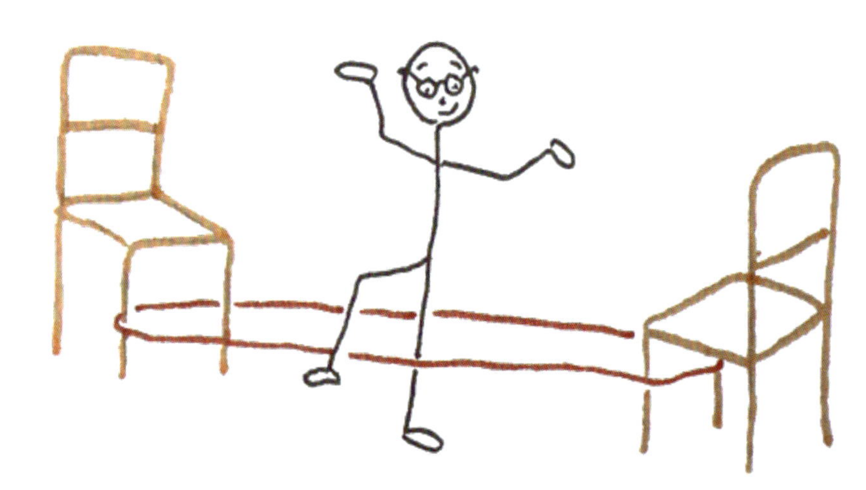

Hinweise zur Durchführung	Benötigt wird lediglich ein langes Gummiseil. Und wenn keine Mitspieler da sind? Dann sind auch 2 Stühle als Halterung möglich. Sprungvarianten sind zum Beispiel: Seite-Seite-Mitte-Breite-Seite-Seite-Mitte-Raus Weitere Ideen finden sich zahlreich im Internet.

Anzahl	1× täglich 5–7 min

Montag	Dienstag	Mittwoch	Donnerstag	Freitag	Samstag	Sonntag

Datum	Bewegung/Koordination

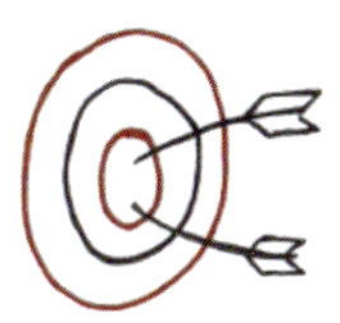	• Verbesserung des Springens • Verbesserung der motorischen Sequenzierung • Verbesserung der motorischen Automatisierung

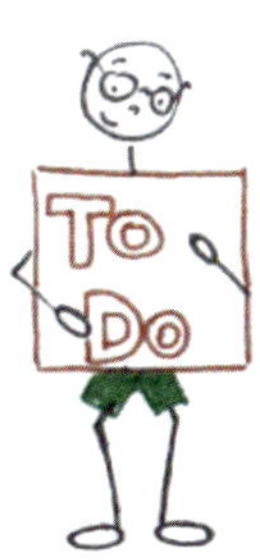	**Hüpfhexe** 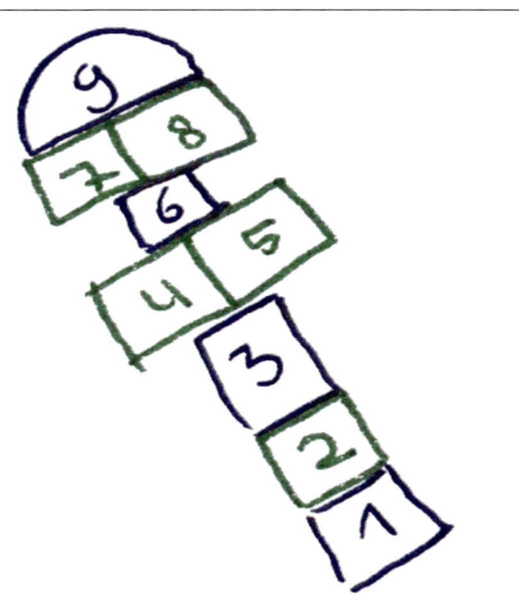

Hinweise zur Durchführung	– Ein Stein oder kleiner Ball wird in Feld 1 geworfen. – Das Kind springt über Feld 1 in Feld 2 und dann ein Feld nach dem anderen bis zur 9 und anschließend wieder zurück. – Der Stein/Ball wird aus Feld 1 genommen und Feld 1 abschließend übersprungen. – So geht's weiter bis der Ball/Stein in jedem Feld lag.

Anzahl	1 × täglich 5–7 min

Montag	Dienstag	Mittwoch	Donnerstag	Freitag	Samstag	Sonntag

Datum	Bewegung/Koordination

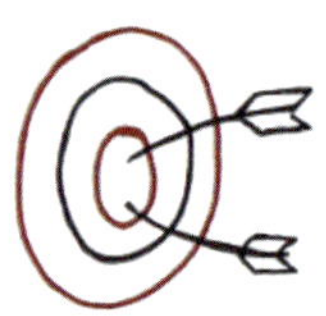	• Verbesserung der motorischen Sequenzierung und Automatisierung

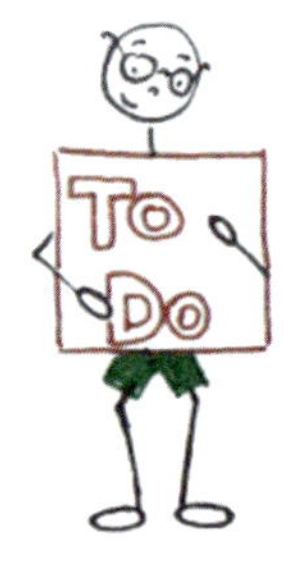	**Hüpfreihenfolgen** 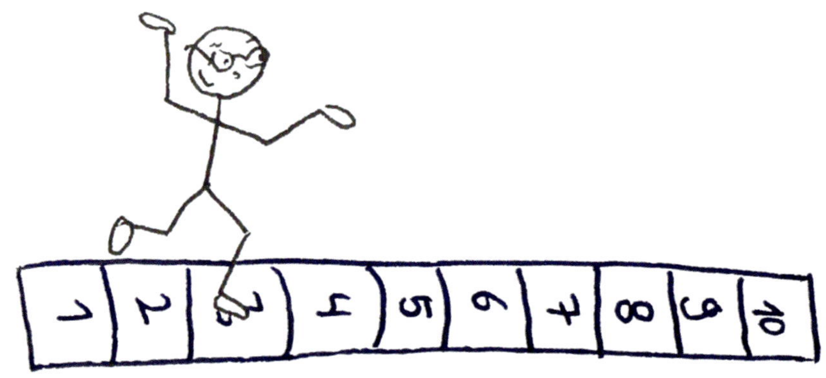

Hinweise zur Durchführung	– Man benötigt 10 bis 15 Kästchen oder Felder, die sich hintereinander befinden. – Dort wird nun auf verschiedene Art und Weise gehüpft. – Varianten: – mit beiden Beinen in jedes Kästchen – mit einem Bein in jedes Kästchen – beide Beine – ein Bein – beide Beine ... – Beine geschlossen – Beine geöffnet ... und vieles andere mehr – Seid kreativ!

Anzahl	1× täglich 5–7 min

Montag	Dienstag	Mittwoch	Donnerstag	Freitag	Samstag	Sonntag

Datum	Bewegung/Koordination

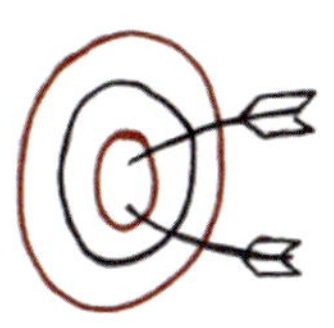	• Verbesserung der Hand-Hand-Koordination • Verbesserung der Zusammenarbeit beider Hirnhälften • Verbesserung der Rhythmik

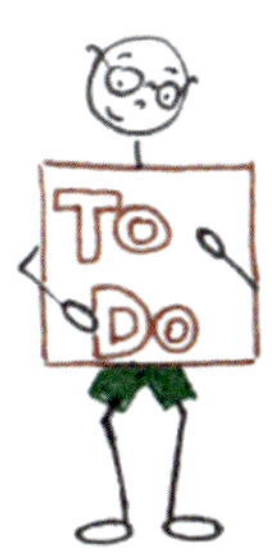

Klatschspiele

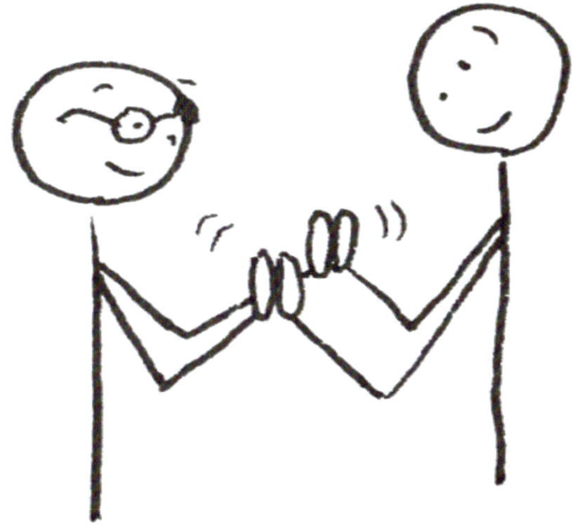

Hinweise zur Durchführung	1. Einfach erinnern, wie Sie es als Kinder gespielt haben. 2. Ideen und Anregungen finden Sie im Internet unter www.klatschreime.de

Anzahl	1 × täglich 5–7 min

Montag	Dienstag	Mittwoch	Donnerstag	Freitag	Samstag	Sonntag

Datum	Bewegung/Koordination

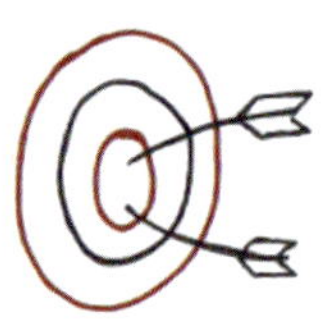	• Verbesserung der Zusammenarbeit der rechten und linken Gehirnhälfte • Verbesserung der Koordination

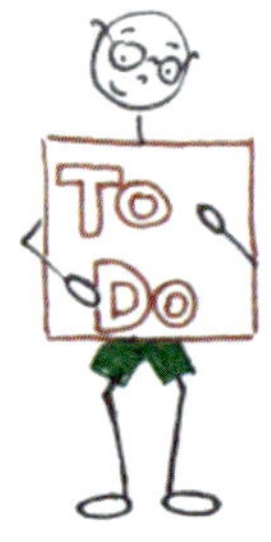

Klopfen und Kreisen auf dem eigenen Körper

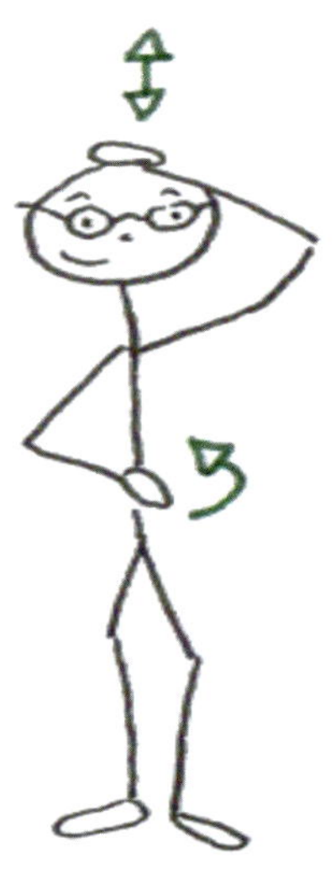

Hinweise zur Durchführung	– Das Kind legt eine Hand auf den Oberbauch und die andere Hand auf den Kopf. – Nun wird mit der Hand, die auf dem Bauch liegt, eine kreisende Bewegung auf dem Bauch ausgeführt. – Zur gleichen Zeit klopft die Hand, die sich auf dem Kopf befindet, sanft und rhythmisch auf den Kopf. – Nun versuchen, diese beiden Bewegungen so lange wie möglich durchzuhalten.

Anzahl	1 × täglich 5–7 min

Montag	Dienstag	Mittwoch	Donnerstag	Freitag	Samstag	Sonntag

Datum	Bewegung/Koordination

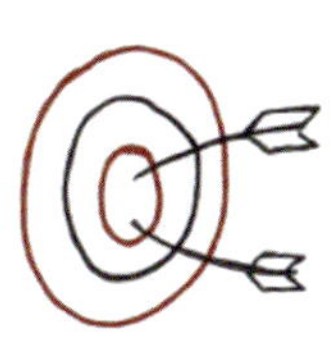	• Verbesserung der Koordination

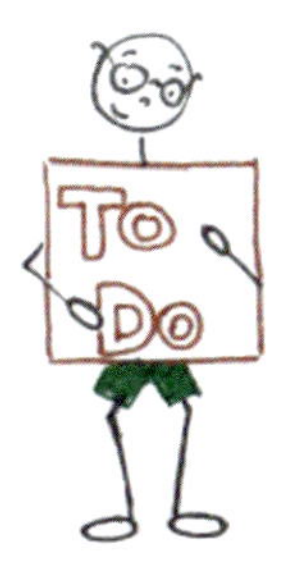	**Knieklatschen 1 einfache Variante** 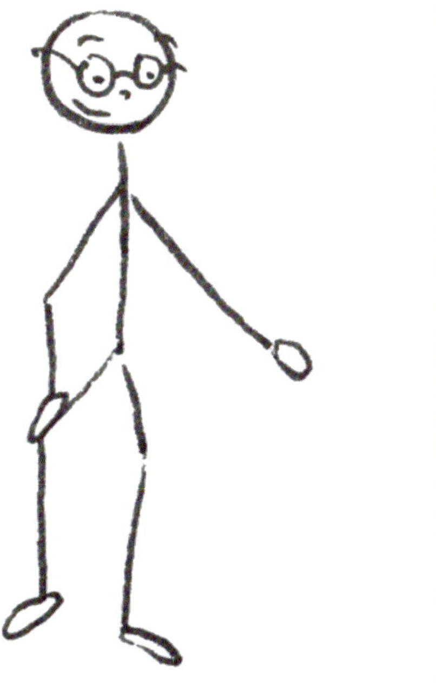

Hinweise zur Durchführung	Das Kind steht aufrecht und klatscht mit seiner rechten Hand auf sein rechtes Knie und mit seiner linken Hand auf sein linkes Knie. Diese Bewegungen werden auf jeder Seite 10–15 × wiederholt.

Anzahl	1 × täglich

Montag	Dienstag	Mittwoch	Donnerstag	Freitag	Samstag	Sonntag

Datum	Bewegung/Koordination

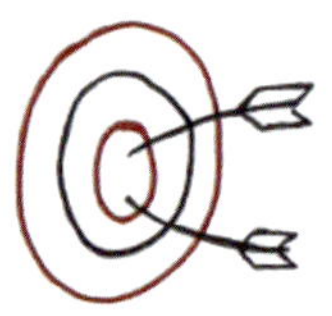	• Verbesserung der Koordination • Verbesserung der Zusammenarbeit der rechten und linken Gehirnhälfte

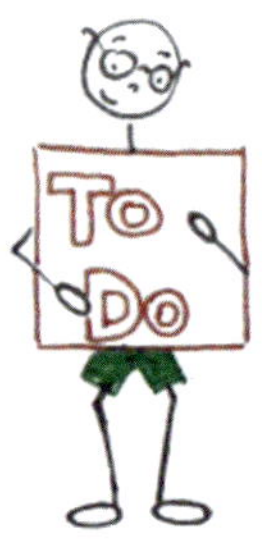	**Knieklatschen 2 mit Überkreuzen** 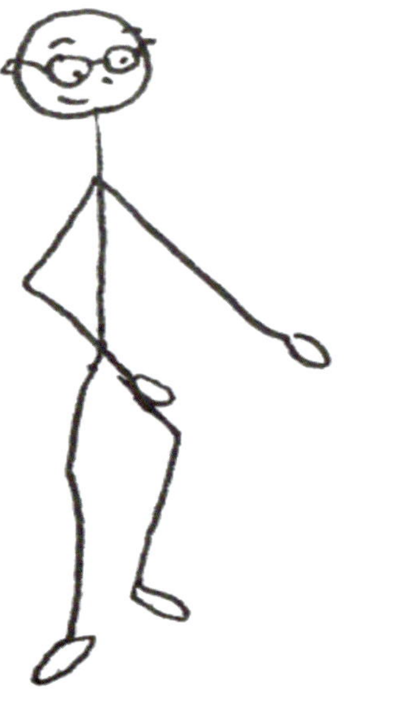

Hinweise zur Durchführung	Das Kind steht aufrecht und klatscht mit seiner rechten Hand auf sein linkes Knie und mit seiner linken Hand auf sein rechtes Knie. Die Bewegungen sollen betont langsam ausgeführt werden, immer nach dem Motto „schnell kann jeder!“. Diese Bewegungen werden auf jeder Seite 10–15× wiederholt.

Anzahl	1× täglich

Montag	Dienstag	Mittwoch	Donnerstag	Freitag	Samstag	Sonntag

Datum	Bewegung/Koordination

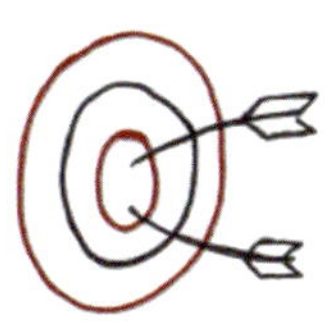	• Verbesserung der Koordination • Verbesserung der Zusammenarbeit der rechten und linken Gehirnhälfte

	**Knieklatschen 3 mit Überkreuzen hinter dem Körper** 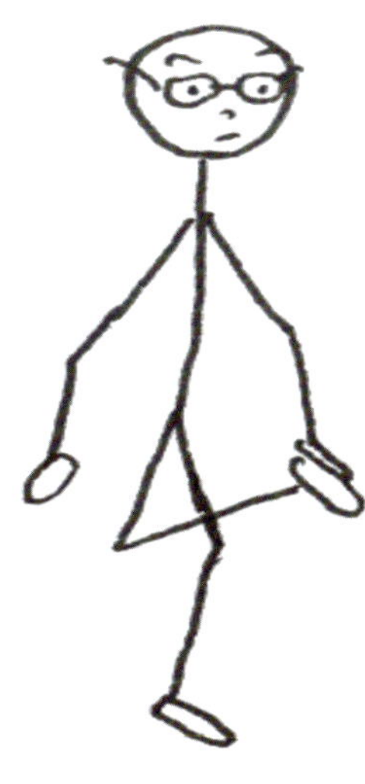

Hinweise zur Durchführung	Das Kind steht aufrecht und klatscht abwechselnd mit seiner rechten Hand hinter dem Körper auf die linke Fußsohle und mit seiner linken Hand hinter seinem Körper auf die rechte Fußsohle. Die Bewegungen sollen betont langsam ausgeführt werden, immer nach dem Motto „schnell kann ja jeder!". Diese Bewegungen werden auf jeder Seite 10–15× wiederholt.

Anzahl	1× täglich

Montag	Dienstag	Mittwoch	Donnerstag	Freitag	Samstag	Sonntag

Datum	Bewegung/Koordination

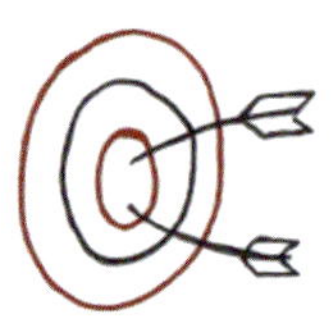	• Förderung der Bilateralintegration • Verbesserung der Kreuzkoordination

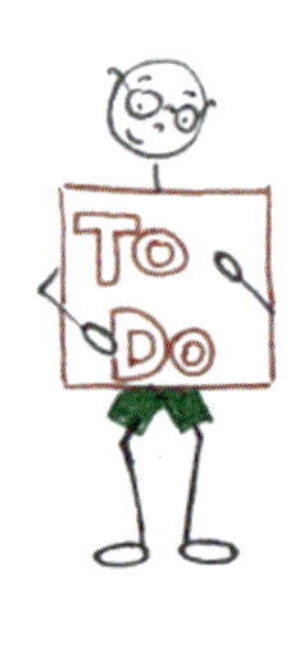	**Krabbelball** 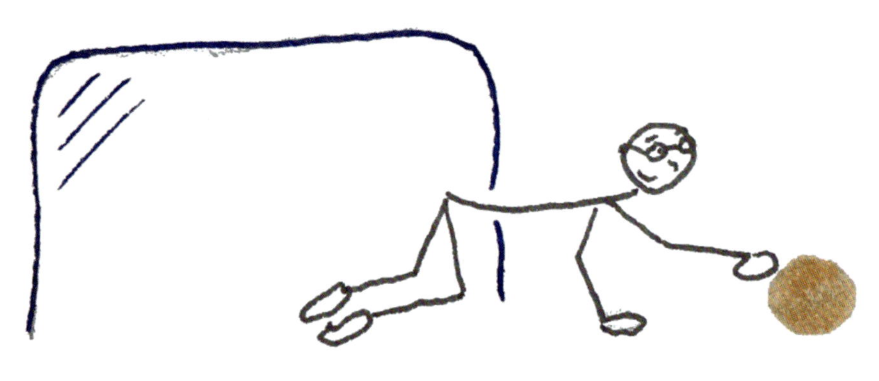

Hinweise zur Durchführung	– Die Spieler bewegen sich **nur** krabbelnd. – Jeder Spieler hat ein Tor und versucht den (weichen) Ball in das Tor des Gegners zu schlagen. – Schlagen bedeutet, dass der Ball am Boden liegt und mit Schwung mit der Hand oder der Faust getroffen wird, um ein Tor zu erzielen. – Werfen ist verboten!

Anzahl	täglich 10–15 min

Montag	Dienstag	Mittwoch	Donnerstag	Freitag	Samstag	Sonntag

Datum	Bewegung/Koordination

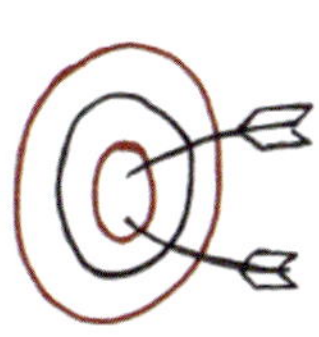	• Verbesserung der Augenfolgebewegung • Verbesserung der Koordination und der Kraftdosierung

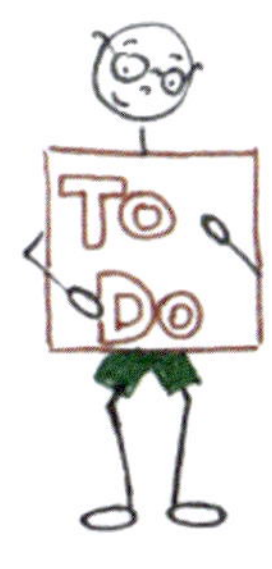

Luftballontennis

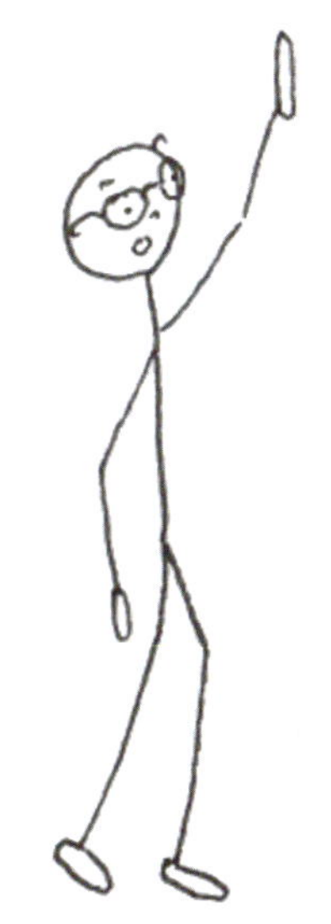

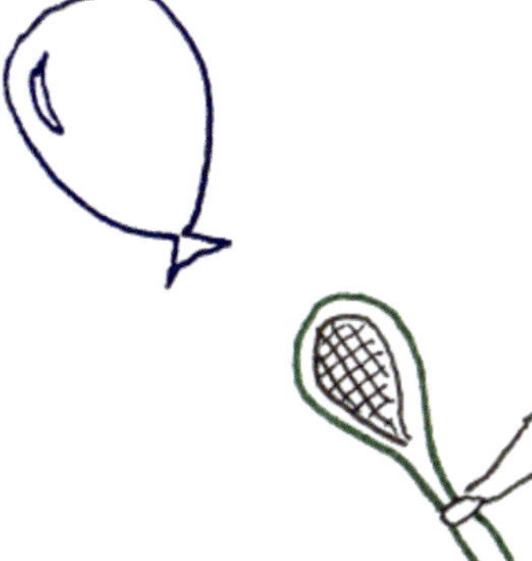

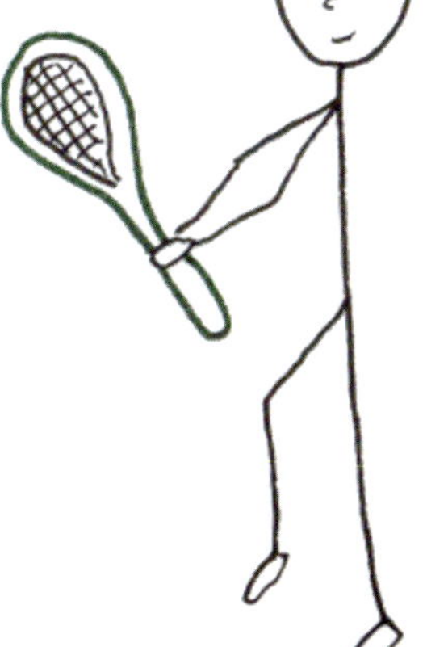

Hinweise zur Durchführung	– Ein Luftballon wird zwischen dem Kind und einem Partner hin und her gespielt. – Der Luftballon wird nicht gefangen, sondern direkt weitergespielt. – Ziel ist es, den Ballon so lange wie möglich im Spiel zu halten. – Variationen: Federball-/Tennis-/Tischtennisschläger

Anzahl	1× täglich 7–10 min

Montag	Dienstag	Mittwoch	Donnerstag	Freitag	Samstag	Sonntag

Datum	Bewegung/Koordination

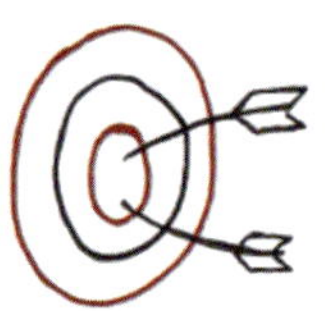	• Verbesserung der selektiven Fingerbewegung • der Koordination der rechten und linken Körperseite • der motorischen Automatisierung

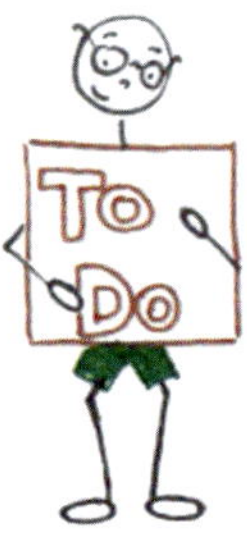	„Meister Wangs Fingerspiele" 1 **„2 Schmetterlinge fliegen umeinander"** 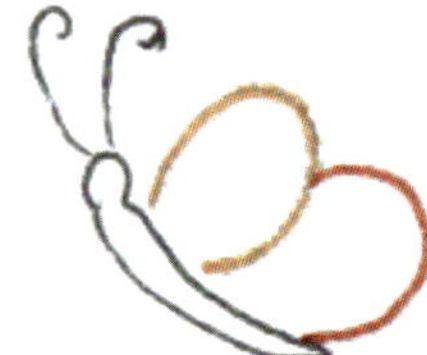

Hinweise zur Durchführung	Beide Hände werden vor dem Körper gegeneinander gelegt, so dass sich die Zeigefinger, Mittelfinger usw. berühren. Die Daumen werden abwechselnd gekreuzt. 3. Die Zeigefinger ... 4. Die Mittelfinger ... 5. Die Ringfinger ... 6. Die kleinen Finger ... Die Bewegung der jeweiligen Finger erfolgt zügig und möglichst fließend. Die nichtbeteiligten Finger bleiben stabil auf ihrem Platz.

Anzahl	Pro Fingerpaar 20 Wdh. 2 × täglich

Montag	Dienstag	Mittwoch	Donnerstag	Freitag	Samstag	Sonntag

(vgl. Hesse 2002, S. 20 ff.)

Datum	Bewegung/Koordination

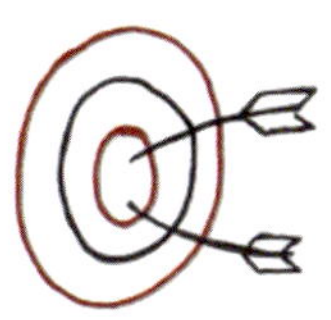	• Verbesserung der selektiven Fingerbewegung • Koordination der rechten und linken Körperseite • der motorischen Automatisierung

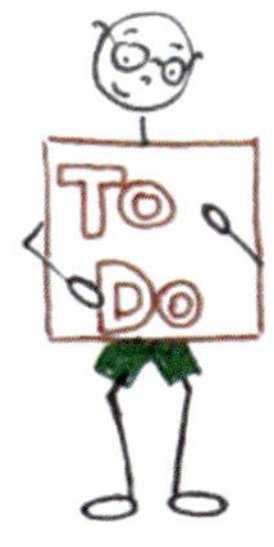 	„Meister Wangs Fingerspiele“ 2 **„4 Schmetterlinge fliegen umeinander“** 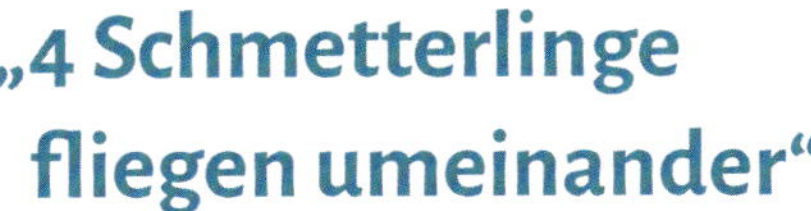   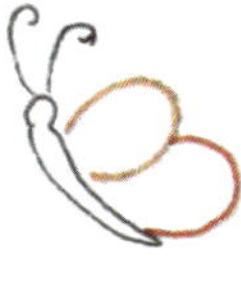

Hinweise zur Durchführung	Beide Hände werden vor dem Körper gegeneinander gelegt, so dass sich die Zeigefinger, Mittelfinger usw. berühren. 1. Jeweils Daumen + Zeigefinger werden abwechselnd gekreuzt. 2. Zeigefinger + Mittelfinger ... 3. Mittelfinger + Ringfinger ... 4. Ringfinger + kleiner Finger ... Die Bewegung der jeweiligen Finger erfolgt zügig und möglichst fließend. Die nichtbeteiligten Finger bleiben stabil auf ihrem Platz.

Anzahl	Pro Fingerpaar 20 Wiederholungen 2 × täglich

Montag	Dienstag	Mittwoch	Donnerstag	Freitag	Samstag	Sonntag

(vgl. Hesse 2002, S. 20 ff.)

Datum	Bewegung/Koordination

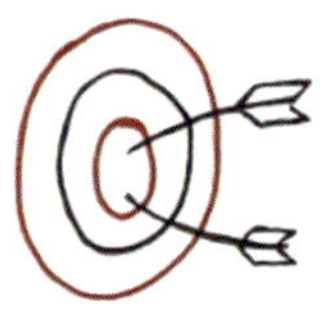	• Verbesserung der selektiven Fingerbewegung • der Koordination der rechten und linken Körperseite • der motorischen Automatisierung

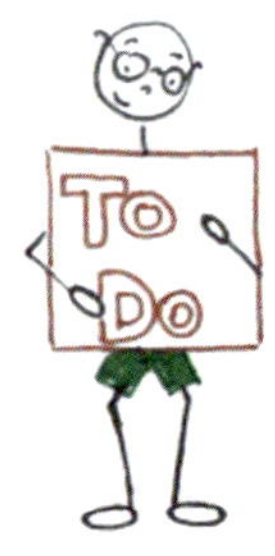	„Meister Wangs Fingerspiele" 3 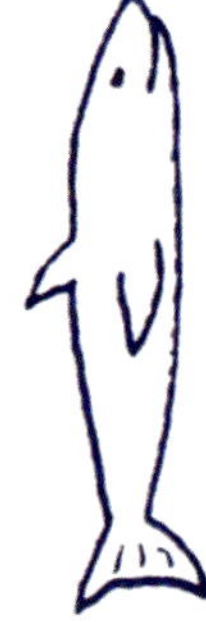 **„Stockfisch und Schmetterling"** 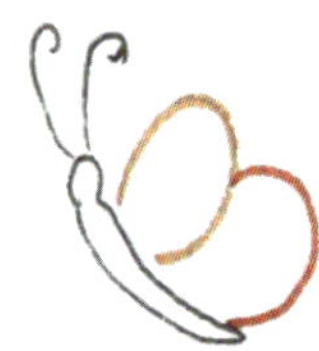

Hinweise zur Durchführung	Beide Hände werden vor dem Körper gegeneinander gelegt, so dass sich die Zeigefinger, Mittelfinger usw. berühren. 1. Der Daumen der rechten Hand wird abwechselnd unter und über den linken Daumen gelegt. Der linke Daumen bleibt stabil. 2. Die Zeigefinger der rechten Hand ... 3. Die Mittelfinger der rechten Hand ... 4. Die Ringfinger der rechten Hand ... 5. Die kleinen Finger der rechten Hand ... Die Bewegung der jeweiligen Finger erfolgt zügig und möglichst fließend. Die nichtbeteiligten Finger bleiben stabil auf ihrem Platz 6. Wiederholung des gesamten Durchlaufes mit den Fingern der linken Hand.

Anzahl	Pro Fingerpaar 20 Wdh. 2 × täglich

Montag	Dienstag	Mittwoch	Donnerstag	Freitag	Samstag	Sonntag

(vgl. Hesse 2002, S. 20 ff.)

Datum	Bewegung/Koordination

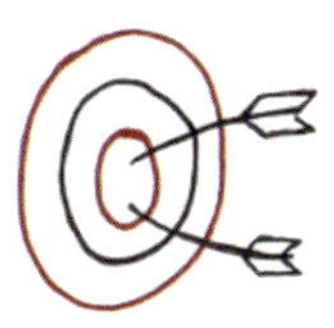	• Verbesserung der selektiven Fingerbewegung • der Koordination der rechten und linken Körperseite • der motorischen Automatisierung

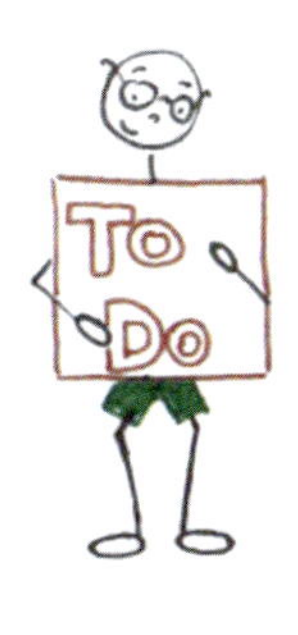	„Meister Wangs Fingerspiele" 4 **„2 Stockfische und 2 Schmetterlinge"** 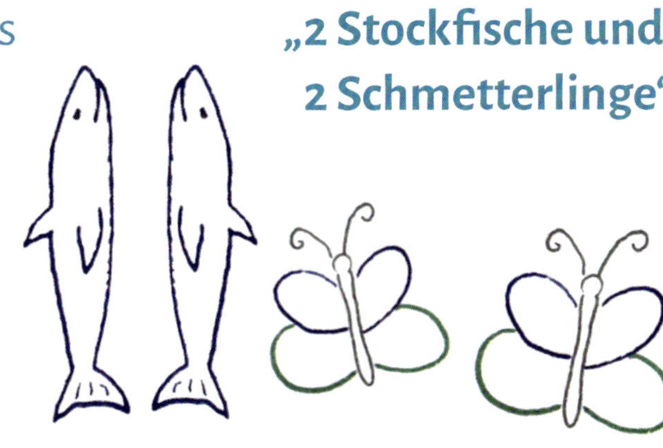

Hinweise zur Durchführung	Beide Hände werden vor dem Körper gegeneinander gelegt, so dass sich die Zeigefinger, Mittelfinger usw. berühren. 1. Daumen + Zeigefinger der rechten Hand wird abwechselnd unter und über den linken Daumen gelegt. Linker Daumen und Zeigefinger bleiben stabil. 2. Rechter Zeigefinger + Mittelfinger ... 3. Rechter Mittelfinger + Ringfinger... 4. Rechter Ringfinger + kleiner Finger ... Die Bewegungen der jeweiligen Finger erfolgt zügig und möglichst fließend. Die nichtbeteiligten Finger bleiben stabil auf ihrem Platz. 5. Wiederholung des gesamten Durchlaufes mit den Fingern der linken Hand.

Anzahl	pro Fingerpaar 20 Wdh. 2× täglich

Montag	Dienstag	Mittwoch	Donnerstag	Freitag	Samstag	Sonntag

(vgl. Hesse 2002, S. 20 ff.)

Datum	Bewegung/Koordination

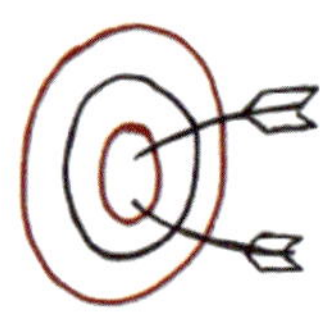	• Verbesserung der Koordination • Verbesserung der Automatisierung

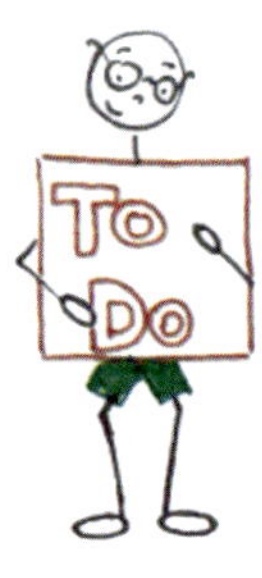	**Seilspringen** 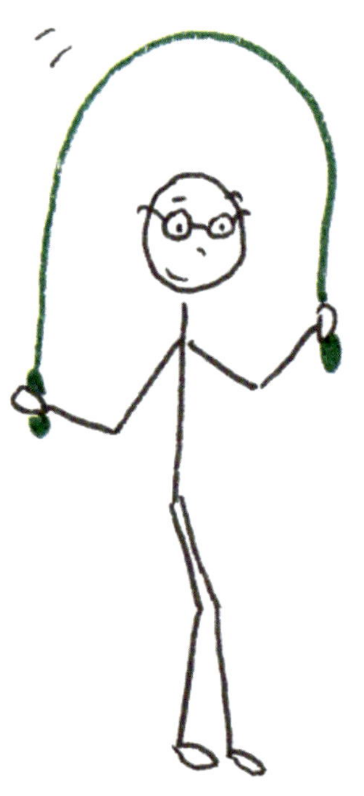

Hinweise zur Durchführung	Es gibt unterschiedliche Varianten. Am besten einfach beginnen – z. B. mit dem Laufen über das Seil. Ein Erfolg ist es auch, wenn nur ein Sprung geschafft wird! Tipp: Das Hüpfen mit Zwischensprüngen ist einfacher als ohne.

Anzahl	Mehrmals 1 – 2 Minuten täglich

Montag	Dienstag	Mittwoch	Donnerstag	Freitag	Samstag	Sonntag

Datum	Bewegung/Koordination

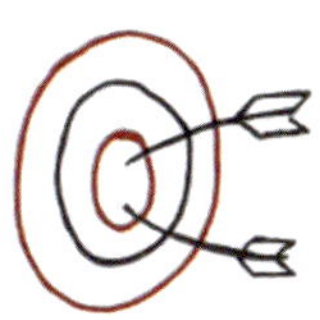	• Verbesserung der Zusammenarbeit der rechten und linken Gehirnhälfte • Verbesserung der Sequenzierung • Verbesserung der Automatisierung

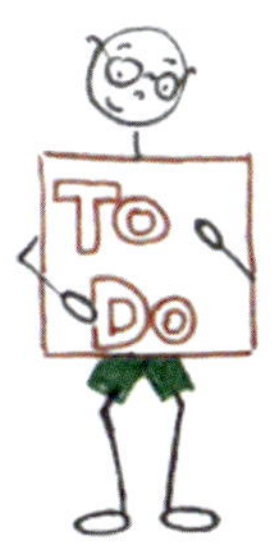

Stabübungen 1

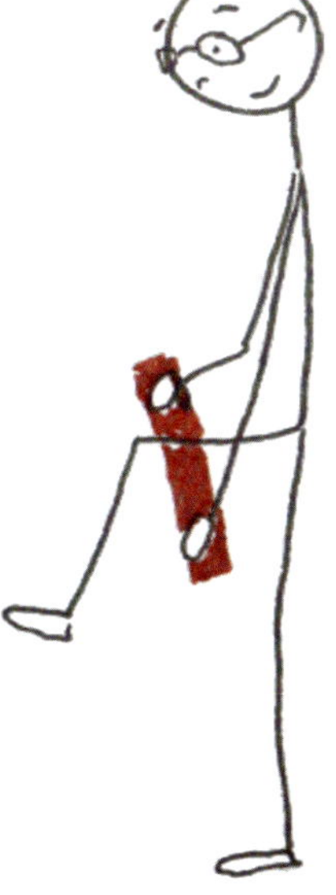

Knie/Knie

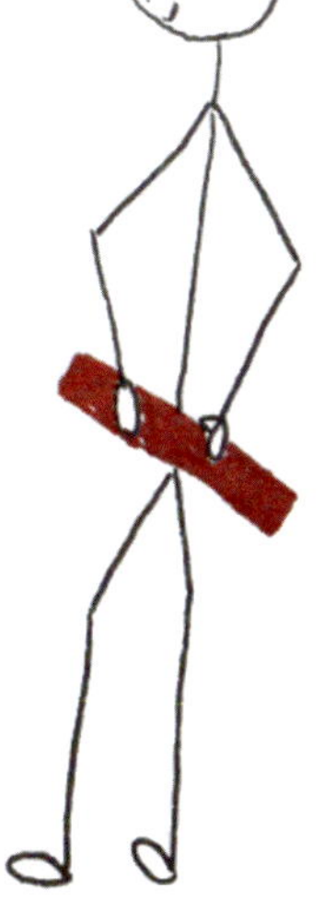

Rücken/Rücken

Hinweise zur Durchführung	Der Stab wird mit der linken Hand unter dem rechten angehobenen Bein übergeben, dann mit der rechten Hand unter dem linken Bein. Dieser Durchlauf wird wiederholt. Mit der linken Hand den Stab hinter dem Rücken von oben nach unten in die rechte Hand. Und dann die gleiche Bewegung mit der rechten Hand. Dieser Durchlauf wird wiederholt.
Anzahl	Block je 25× pro Tag

Montag	Dienstag	Mittwoch	Donnerstag	Freitag	Samstag	Sonntag

Datum	Bewegung/Koordination

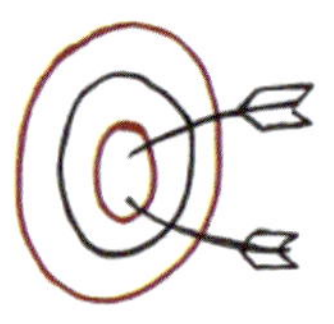

- Verbesserung der Zusammenarbeit der rechten und linken Gehirnhälfte
- Verbesserung der Sequenzierung
- Verbesserung der Automatisierung

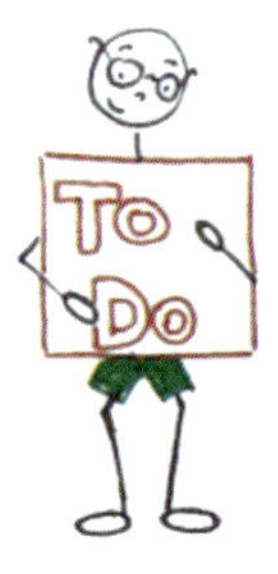

Stabübungen 2

Knie/Knie + Rücken/Rücken

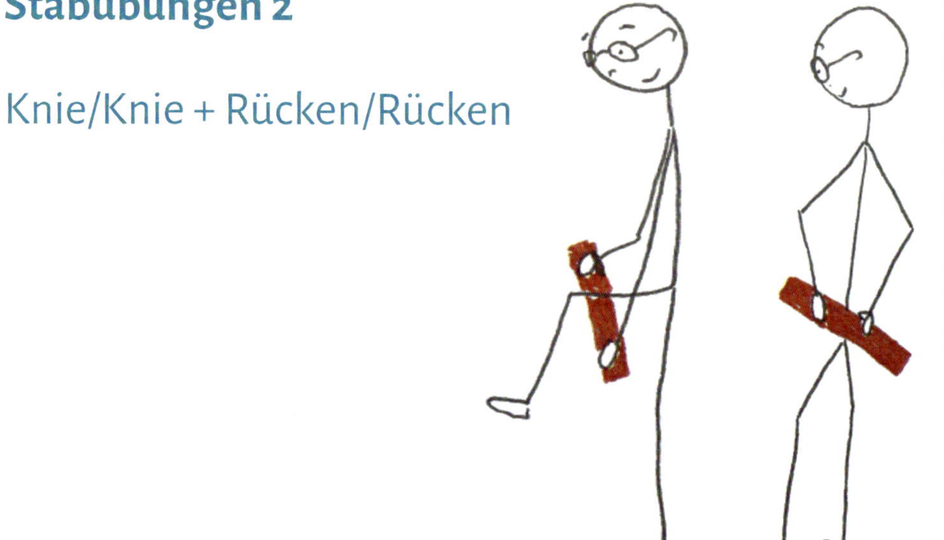

Hinweise zur Durchführung	Der Stab wird mit der linken Hand unter dem rechten angehobenen Bein übergeben, dann mit der rechten Hand unter dem linken Bein. Dann gibt die linke Hand den Stab hinter dem Rücken von oben nach unten in die rechte Hand. Und dann die gleiche Bewegung mit der rechten Hand. Dieser Durchlauf wird wiederholt.

Anzahl	Block (Knie/Knie/Rücken/Rücken) 20× pro Tag

Montag	Dienstag	Mittwoch	Donnerstag	Freitag	Samstag	Sonntag

Datum	Bewegung/Koordination

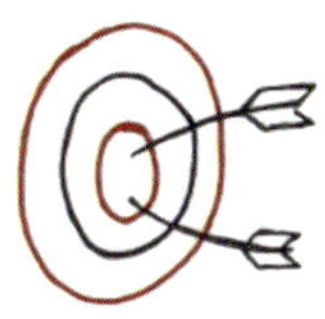	• Verbesserung der Zusammenarbeit der rechten und linken Gehirnhälfte • Verbesserung der Sequenzierung • Verbesserung der Automatisierung

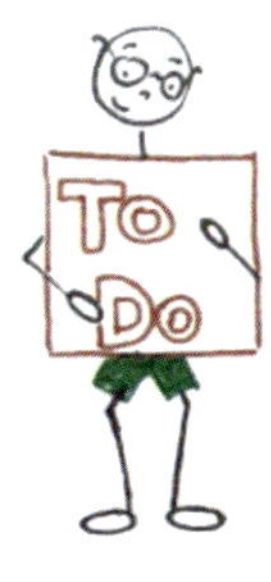

Stabübungen 3

Knie/Knie + Rücken/Rücken + Wand/Wand

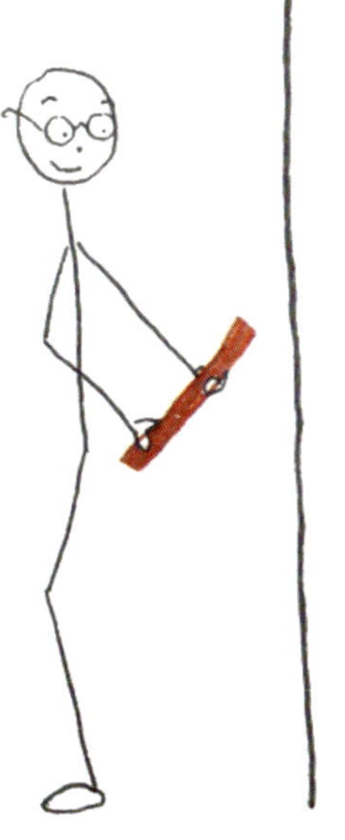

Hinweise zur Durchführung	Stabübung Knie/Rücken wie bereits bekannt. Nach dem Rücken wird der Stab waagerecht vor der Brust mit beiden Händen gehalten. Der Rumpf wird gedreht und beide Fäuste berühren die Wand. Wichtig: Die Füße bleiben fest am Boden, so dass eine optimale Rotation im Rumpf gewährleistet ist.

Anzahl	Block (Knie/Knie, Rü/Rü, Wand/Wand) 20× pro Tag

Montag	Dienstag	Mittwoch	Donnerstag	Freitag	Samstag	Sonntag

Datum	Bewegung/Koordination

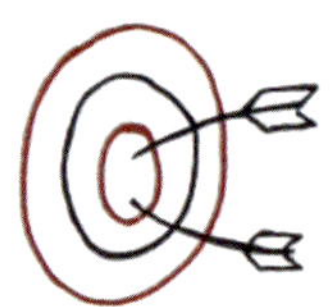	• Verbesserung der Zusammenarbeit der rechten und linken Gehirnhälfte • Verbesserung der Sequenzierung • Verbesserung der Automatisierung

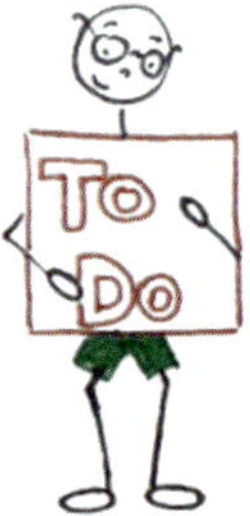

Stabübungen 4

Knie/Knie + Rücken/Rücken +
Wand/Wand +
1 × über den Stab steigen,
ohne ihn loszulassen

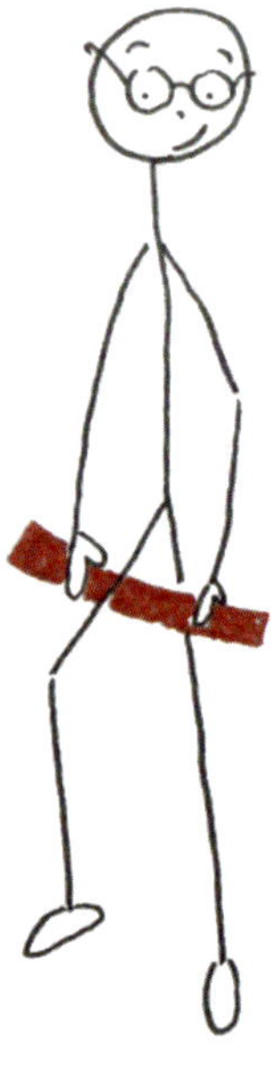

Hinweise zur Durchführung	Stabübung Knie-Rücken-Wand wie bereits bekannt durchführen. Stab mit beiden Händen rechts und links halten und in dieser Ausgangsposition über den Stab steigen, ohne diesen loszulassen. Dann wird der Stab mit einer Hand wieder vor den Körper geführt und die Übung beginnt von vorne.

Anzahl	Übungsablauf 20 × hintereinander 1 × pro Tag

Montag	Dienstag	Mittwoch	Donnerstag	Freitag	Samstag	Sonntag

Datum	Bewegung/Koordination

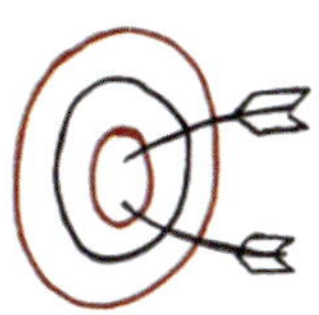	• Verbesserung der Zusammenarbeit der rechten und linken Gehirnhälfte • Verbesserung der Sequenzierung • Verbesserung der Automatisierung 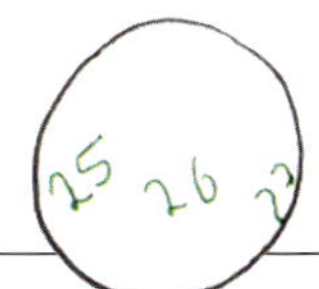

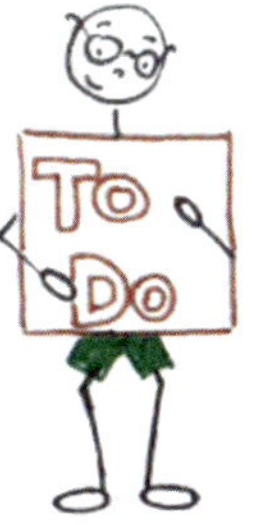 	**Stabübungen 5** Knie/Knie + Rücken/Rücken + Wand/Wand + 1 × über den Stab steigen, ohne ihn loszulassen + Denken 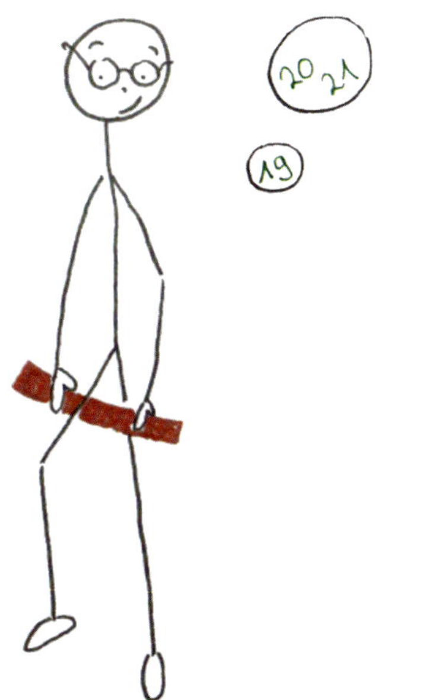

Hinweise zur Durchführung	Stabübung Knie-Rücken-Wand wie bereits bekannt durchführen. Eine zweite Person stellt dem Übenden **Fragen**, die nicht nur mit Ja und Nein zu beantworten sind (z. B.: Was isst du am liebsten? Wie heißen deine besten Freunde?). Bei größeren Kindern sind auch **Rechenaufgaben** und **komplexere Fragen** möglich!

Anzahl	Übungsablauf 20× hintereinander 1× pro Tag

Montag	Dienstag	Mittwoch	Donnerstag	Freitag	Samstag	Sonntag

3. Manipulation/Feinmotorik/Grafomotorik

Datum	Manipulation/Feinmotorik/Grafomotorik

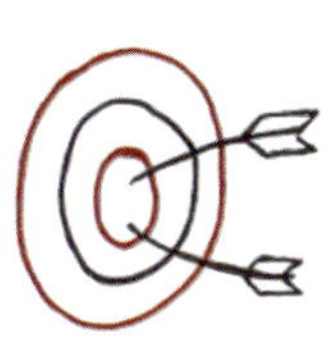	• Verbesserung der Handkraft

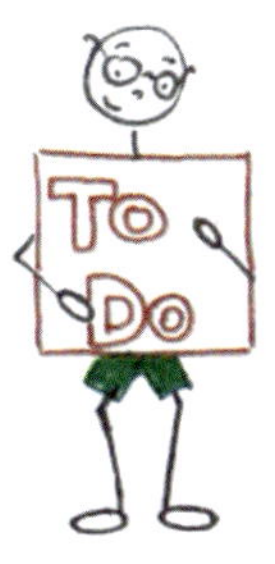	**Altpapier und Kartons zerreißen** 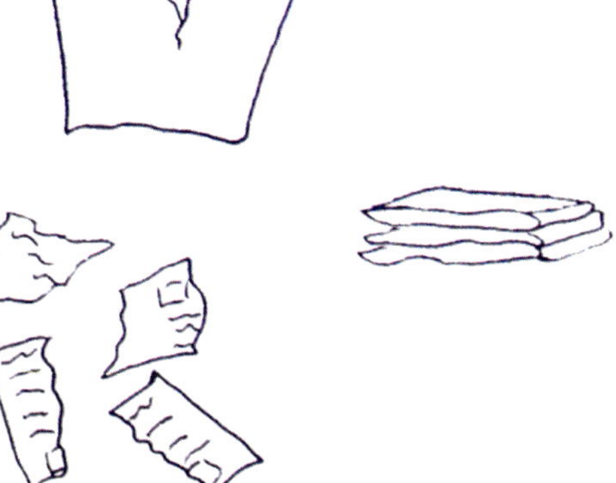

Hinweise zur Durchführung	In jedem Haushalt fällt Altpapier an. Dieses eignet sich hervorragend, um die Handkraft der Kinder zu verbessern. Wichtig ist, dass das Kind eine gegenläufige Reißbewegung macht.

Anzahl	1 × täglich

Montag	Dienstag	Mittwoch	Donnerstag	Freitag	Samstag	Sonntag

Datum	Manipulation/Feinmotorik/Grafomotorik

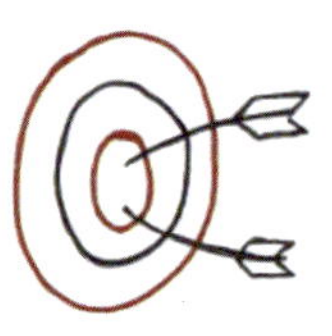	• Verbesserung der Auge-Hand-Koordination, • Verbesserung der motorischen Geschicklichkeit

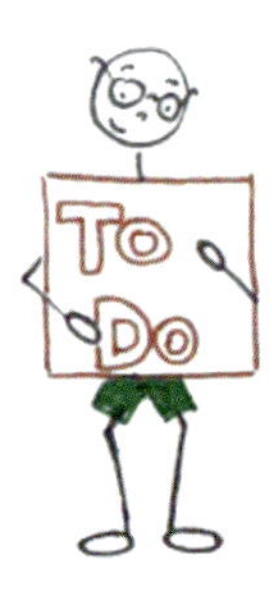	**Bälle prellen** 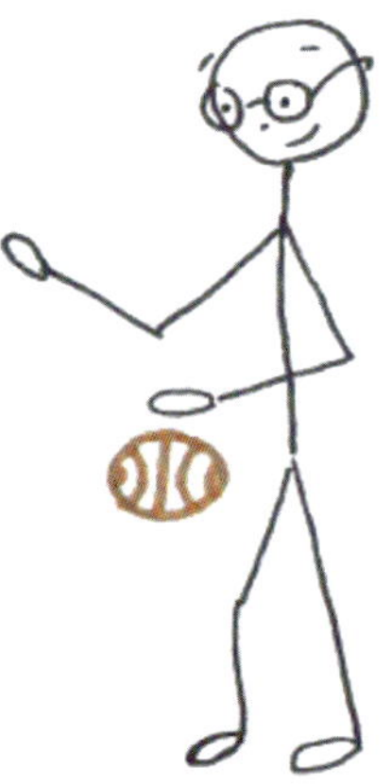

Hinweise zur Durchführung	Suchen und finden Sie gemeinsam mit Ihrem Kind unterschiedliche Bälle zusammen (z. B. Flummi, Fußball, Gummiball). Diese werden nun einer nach dem anderen geprellt. Varianten: – Beidhändig prellen – Einhändig prellen – Beim Prellen vorwärts, rückwärts oder seitwärts gehen – Abwechselnd rechts und links prellen Spannend wird es herauszufinden, wie oft welcher Ball geprellt werden kann!

Anzahl	1 × täglich

Montag	Dienstag	Mittwoch	Donnerstag	Freitag	Samstag	Sonntag

Datum	Manipulation/Feinmotorik/Grafomotorik

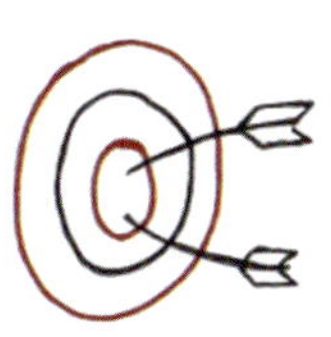	• Förderung der Handgeschicklichkeit (Hand-Hand-Koordination, Kraftdosierung, Bewegungsplanung)

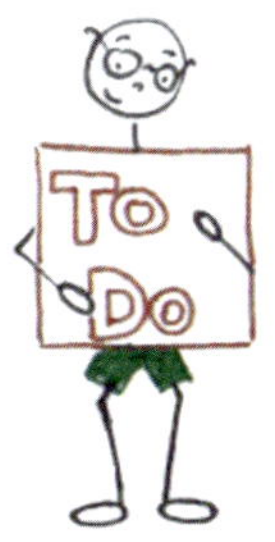

Brötchenkorb und Brötchen aus Knetmasse formen

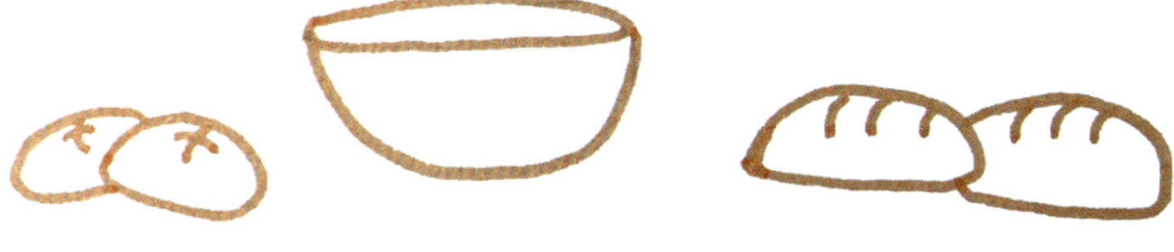

Hinweise zur Durchführung	Zuerst soll aus der Knete eine Daumenschale geformt werden. Anschließend werden unterschiedliche große Brötchen oder Brote geformt. Lassen Sie das Kind überlegen, was es beim Bäcker alles zu kaufen gibt und lassen Sie der Kreativität freien Lauf.

Anzahl	1 × täglich

Montag	Dienstag	Mittwoch	Donnerstag	Freitag	Samstag	Sonntag

Datum	Manipulation/Feinmotorik/Grafomotorik

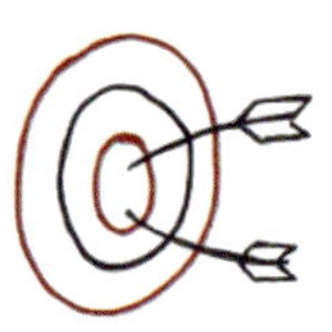	• Verbesserung der Strichführung und der Überkreuzbewegungen

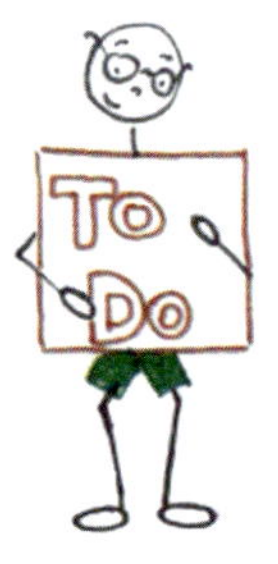	**„Fische in Zeilen"** (Mit Arbeitsblatt S. 65) 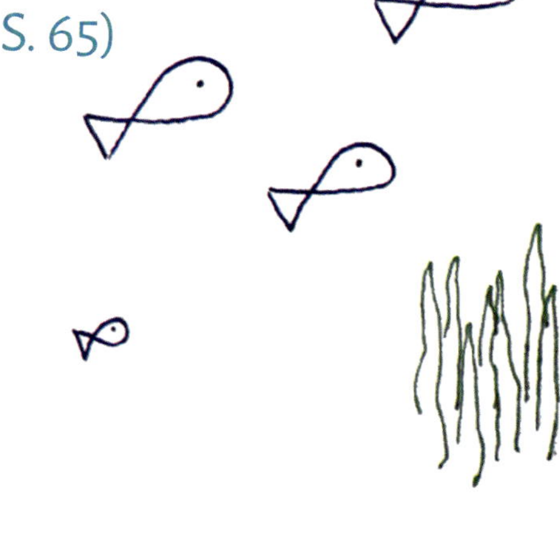

Hinweise zur Durchführung	Das AB ist strukturiert aufgebaut, von leicht nach schwer. Den Anfang bitte immer nachspuren: – Anschließend frei arbeiten. – Wenn das freie Zeichnen für das Kind noch zu schwer ist, zeichnen Sie bitte die Formen noch einmal vor.

Anzahl	

Montag	Dienstag	Mittwoch	Donnerstag	Freitag	Samstag	Sonntag

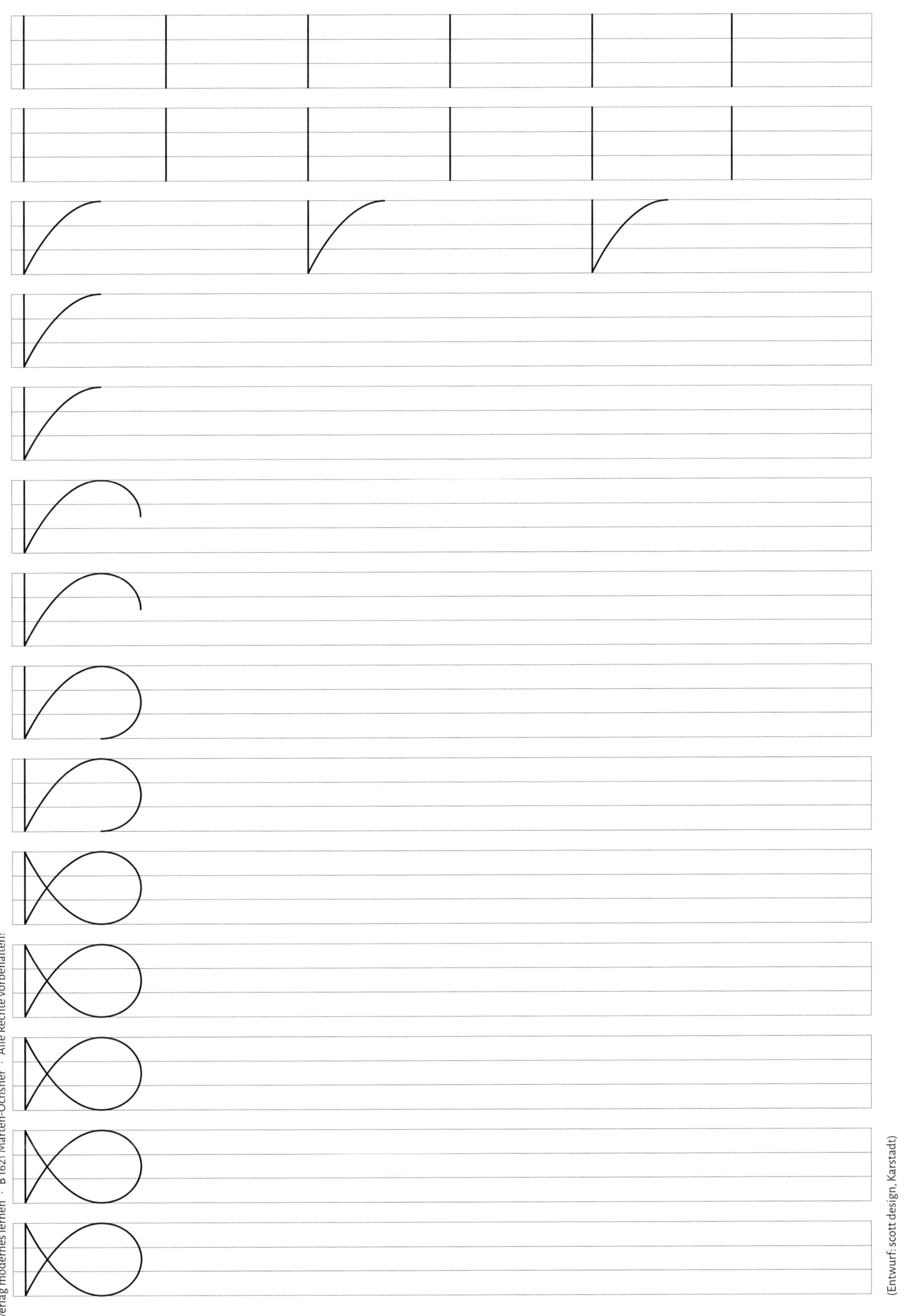

(Entwurf: scott design, Karstadt)

Datum	Manipulation/Feinmotorik/Grafomotorik

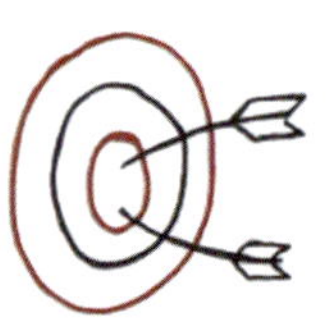	• Verbesserung der isolierten Fingerbewegungen, der Fingerkraft und der Kraftdosierung

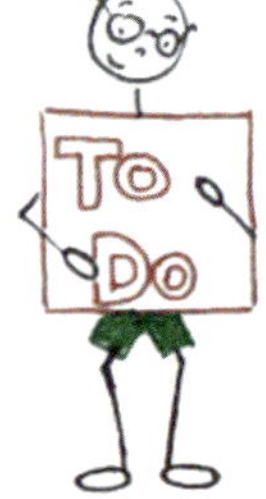	**Fischschuppen aus Alufolie herstellen** 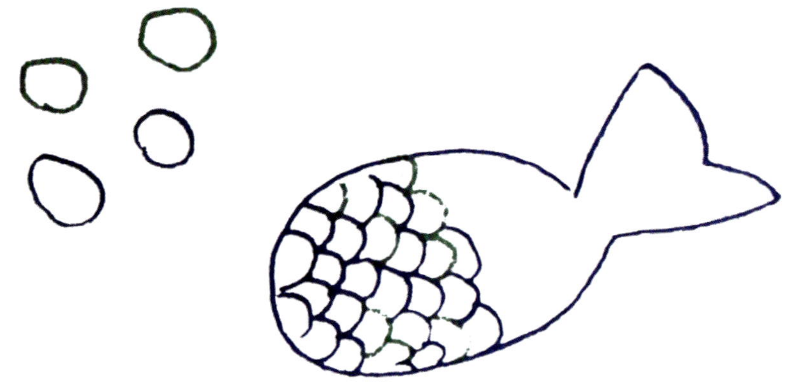

Hinweise zur Durchführung	Alufolie in Stücke reißen. Mit der Schreibhand (überwiegend Daumen, Zeigefinger und Mittelfinger) Knödel formen und mit einem Hammer platt klopfen.

Anzahl	Mindestens: 30 Stück / oder täglich 4–5 Stück

Montag	Dienstag	Mittwoch	Donnerstag	Freitag	Samstag	Sonntag

Datum	Manipulation/Feinmotorik/Grafomotorik

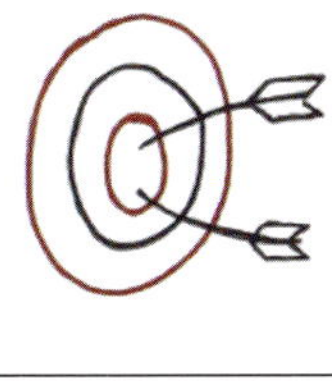

- Kräftigung der Fingermuskulatur
- Förderung der Auge-Hand-Koordination
- 3-D-Konstruktion

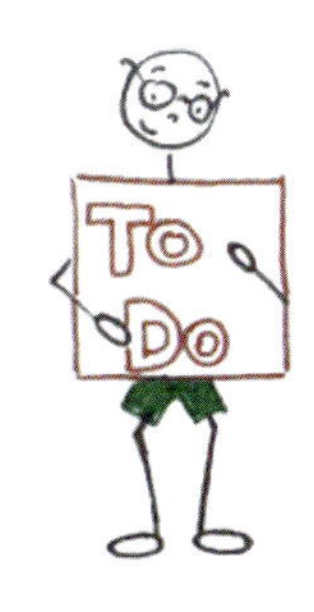

Klammerbauwerke

Hinweise zur Durchführung	Stellen sie Ihrem Kind ausreichend Wäscheklammern zur Verfügung. Diese werden so aneinander befestigt, dass Figuren bzw. Bauwerke entstehen. Das einfachste Gebilde ist ein Klammerturm. Lassen Sie Ihrer Phantasie freien Lauf und seien Sie gespannt, was Ihr Kind erschafft.

Anzahl	1 × täglich

Montag	Dienstag	Mittwoch	Donnerstag	Freitag	Samstag	Sonntag

Datum	Manipulation/Feinmotorik/Grafomotorik

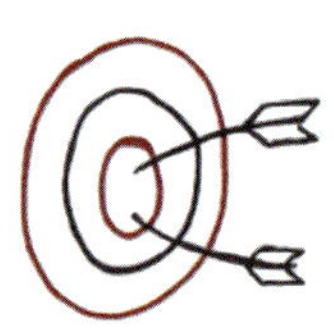	• Verbesserung der Schreib- und Malgenauigkeit und des Tempos

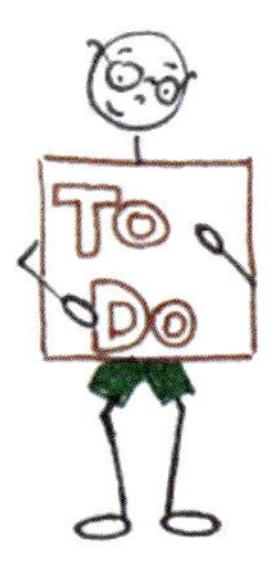	**„Kreise in Zeilen“** (Mit Arbeitsblatt S. 69)

Hinweise zur Durchführung	– Bitte den Anfang der Zeile immer nachspuren. – Die Reihe dann entsprechend fortsetzen. – Als Vereinfachung ist es möglich, die Kreise weiter vorzumalen, so dass das Kind sie nachspuren kann. – Auf dem nächsten Blatt stehen die Infos zur Art der Bearbeitung.

Anzahl	

Montag	Dienstag	Mittwoch	Donnerstag	Freitag	Samstag	Sonntag

Zeichne nach:

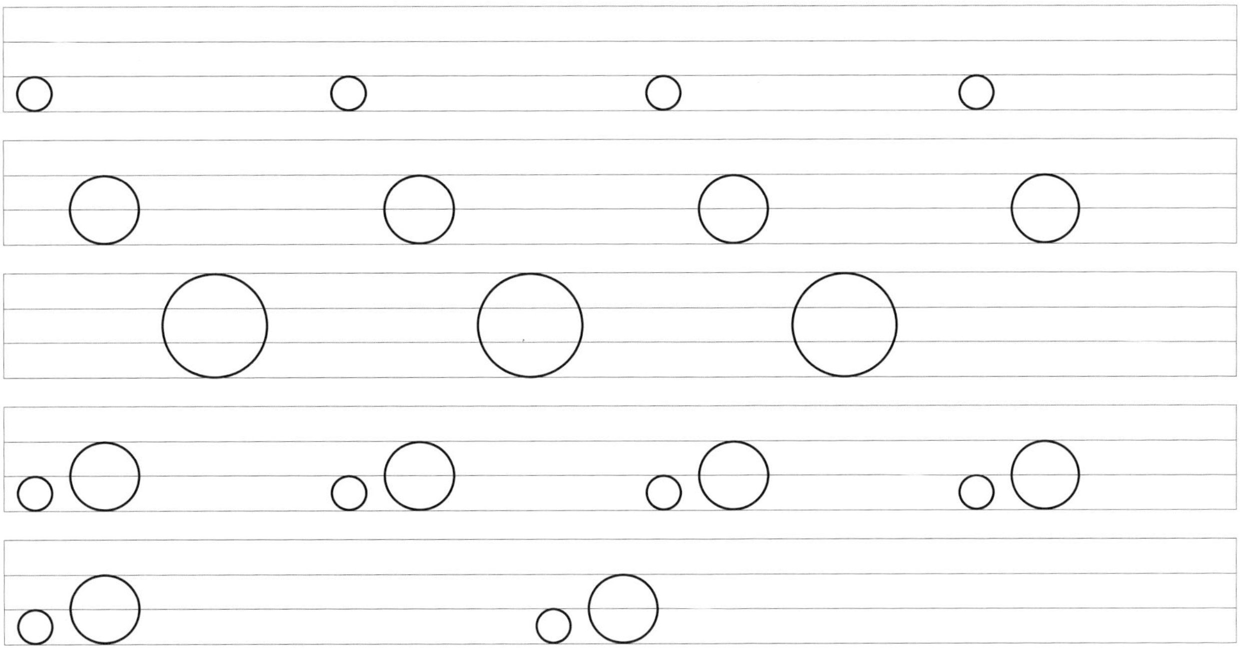

Arbeite hier...

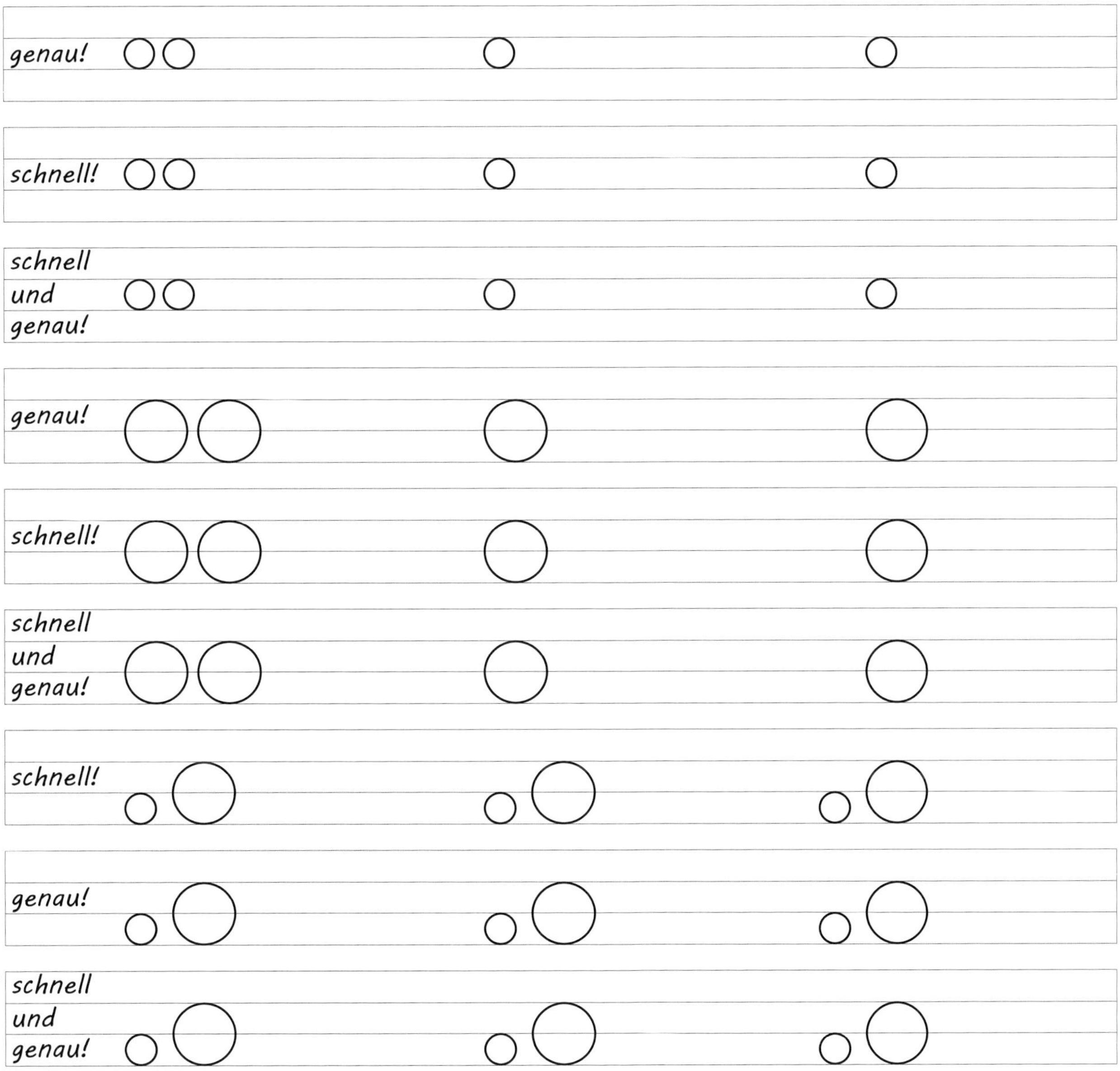

genau!

schnell!

schnell
und
genau!

genau!

schnell!

schnell
und
genau!

schnell!

genau!

schnell
und
genau!

(Entwurf: scottdesign, Karstadt)

Datum	Manipulation/Feinmotorik/Grafomotorik

	• Förderung der Handgeschicklichkeit (Kraftdosierung, isolierte Fingerbewegung, Bewegungsplanung)

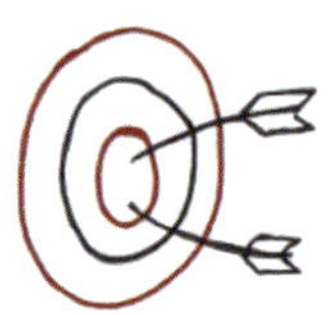

Kreisel-Ballett

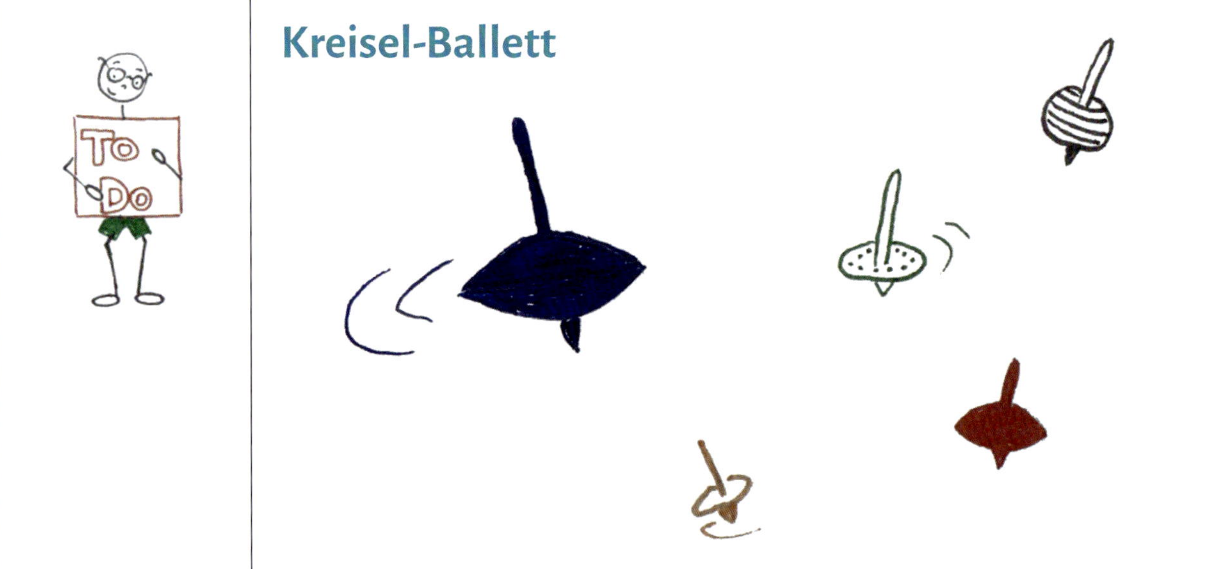

Hinweise zur Durchführung	– 5–10 Kreisel werden bereitgelegt – der erste Kreisel wird zum Tanzen gebracht – jetzt der nächste und so weiter Das Ziel besteht darin, dass alle Kreisel zeitgleich tanzen.

Anzahl	1–2 × täglich

Montag	Dienstag	Mittwoch	Donnerstag	Freitag	Samstag	Sonntag

Datum	Manipulation/Feinmotorik/Grafomotorik

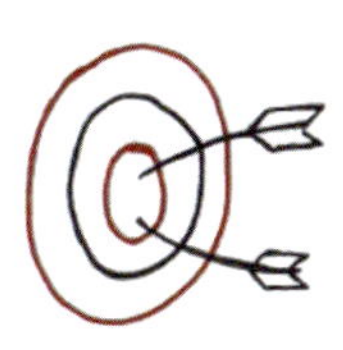	• Verbesserung des genauen Hinsehens • Verbesserung des gegenständlichen Malens

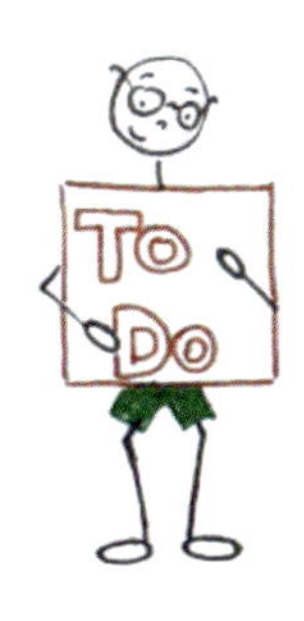	**Kuscheltiere abmalen** 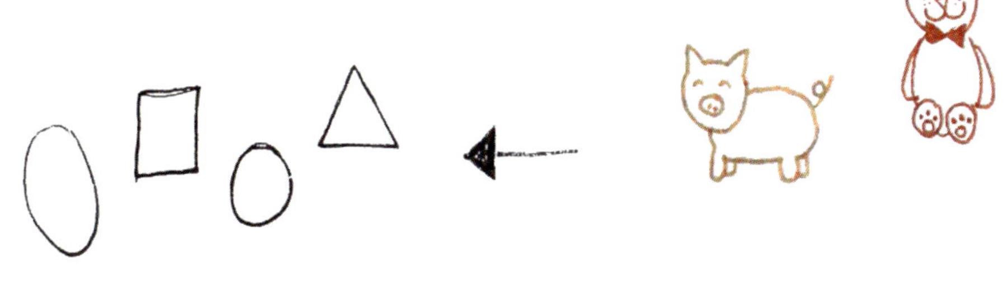

Hinweise zur Durchführung	– Bitte nicht die Tiere aufs Blatt legen und nachfahren! – Im Vordergrund steht, zu erfassen, welche der Grundformen in der Figur enthalten sind. Z. B. Kreis, Dreieck, Rechteck, Quadrat, Strich usw.

Anzahl	4 Tiere

Montag	Dienstag	Mittwoch	Donnerstag	Freitag	Samstag	Sonntag

Datum	Manipulation/Feinmotorik/Grafomotorik

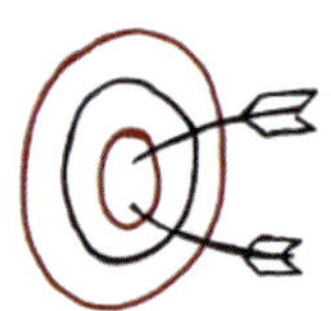	• Verbesserung des gegenständlichen Malens • Schaffung eines Malanlasses

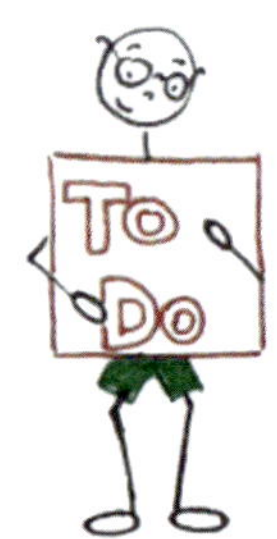

Montagsmaler – einfach

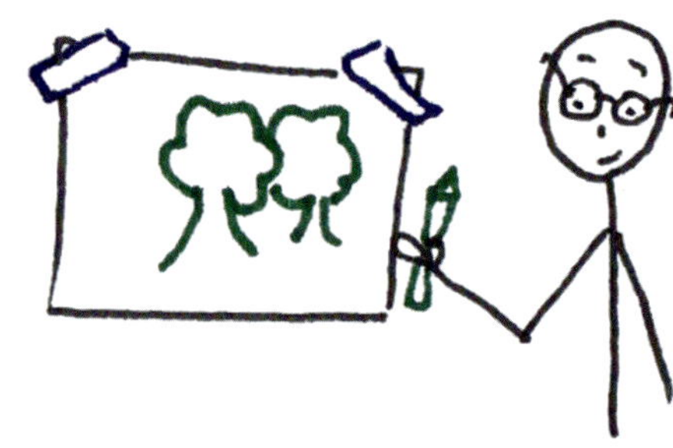

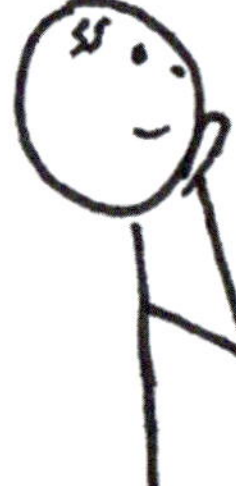

Hinweise zur Durchführung	Die Mitspieler können sich zu Beginn auf eine Kategorie einigen (z. B. Spielzeug, Garten, Möbel, Fahrzeuge usw.). Der erste Spieler überlegt sich einen Gegenstand aus der gewählten Kategorie und malt diesen für alle Mitspieler gut sichtbar auf ein Blatt oder eine Tafel. Die anderen Mitspieler versuchen den Gegenstand zu erraten. Wer als Erster richtig rät, darf in der nächsten Runde malen.

Anzahl	

Montag	Dienstag	Mittwoch	Donnerstag	Freitag	Samstag	Sonntag

Datum	Manipulation/Feinmotorik/Grafomotorik

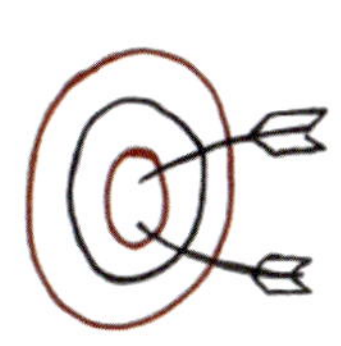	• Verbesserung der selektiven Fingerbewegung und der Inhand-Manipulation

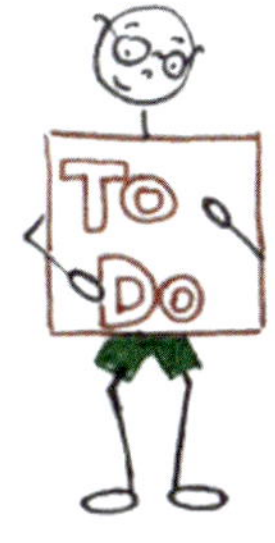	**Murmelmikado** 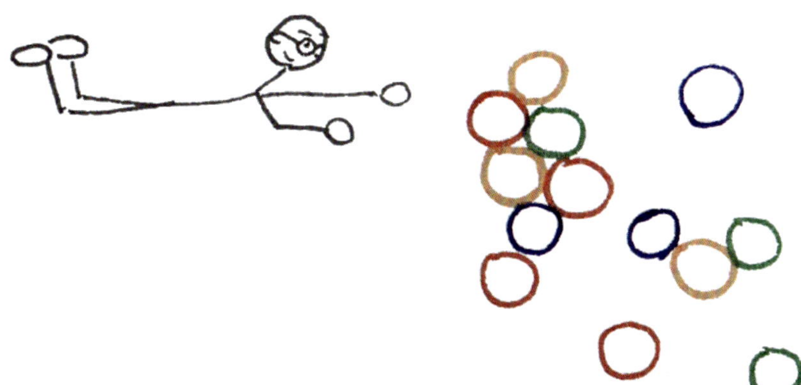

Hinweise zur Durchführung	– ein kleines Handtuch wird auf dem Tisch ausgebreitet – die Murmeln werden dicht nebeneinander darauf verteilt – der erste Spieler nimmt mit Daumen und Zeigefinger vorsichtig eine Murmel weg und behält sie dann im Handinnenraum – der Spieler darf so lange Murmeln nehmen, so lange sich keine andere Murmel bewegt – bewegt sich doch eine Murmel auf dem Spielfeld kommt der nächste Spieler an die Reihe

Anzahl	1 × täglich

Montag	Dienstag	Mittwoch	Donnerstag	Freitag	Samstag	Sonntag

Datum	Manipulation/Feinmotorik/Grafomotorik

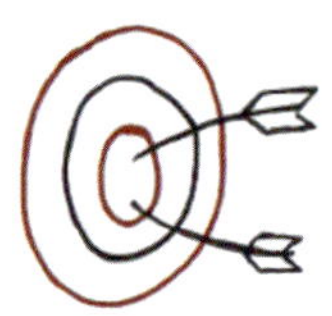	• Verbesserung der Hand-Hand-Koordination • Verbesserung des Gebrauches von Werkzeug

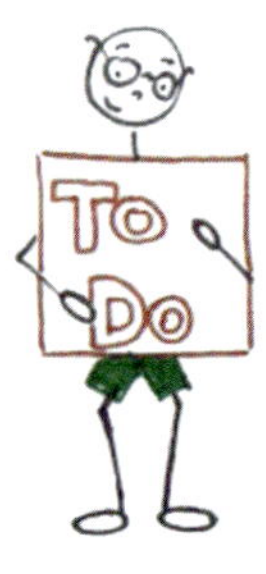

Obst und Gemüse schneiden

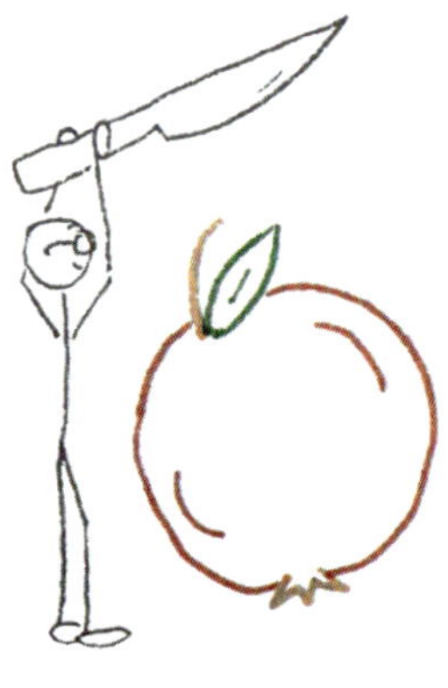

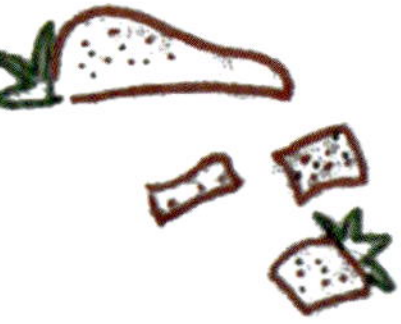

Hinweise zur Durchführung	– Auf das passende Werkzeug und eine entsprechende Unterlage achten! (Sicherheit geht vor!) – Die Haltehand wird effektiv eingesetzt – Wichtig: Ich schaue genau hin!

Anzahl	1 × täglich

Montag	Dienstag	Mittwoch	Donnerstag	Freitag	Samstag	Sonntag

Datum	Manipulation/Feinmotorik/Grafomotorik

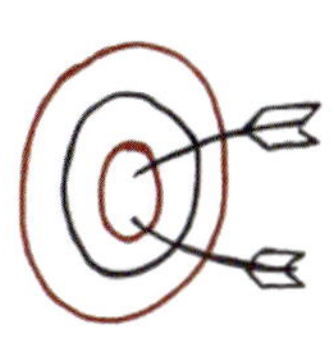	• Verbesserung der Auge-Hand-Koordination

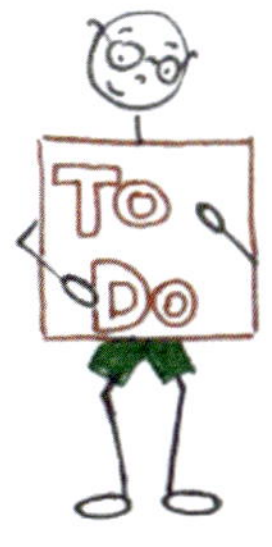

Rollende Murmeln einfangen

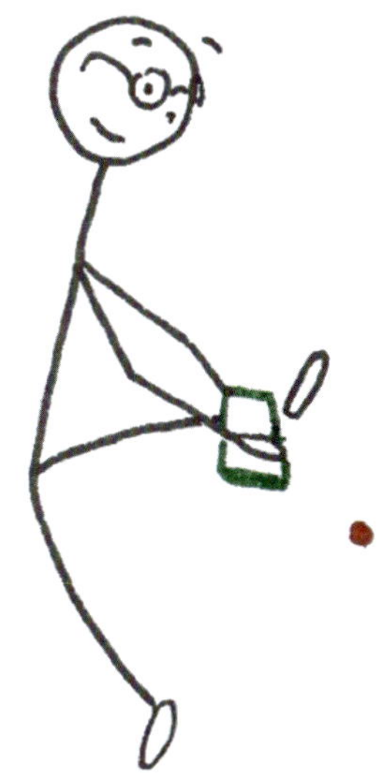

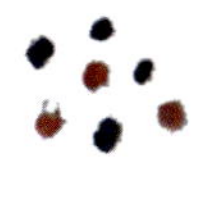

Hinweise zur Durchführung	Das Kind erhält einen Kunststoffbecher. Mit diesem soll es die Murmel, die der Mitspieler in seine Richtung rollt, einfangen. In der freien Hand kann das Kind seine „Beute" sammeln, bis keine Murmel mehr Platz findet. Hier geht's darum gut zu zielen, auch mal abzuwarten und genau hinzuschauen.

Anzahl	1× täglich

Montag	Dienstag	Mittwoch	Donnerstag	Freitag	Samstag	Sonntag

Datum	Manipulation/Feinmotorik/Grafomotorik

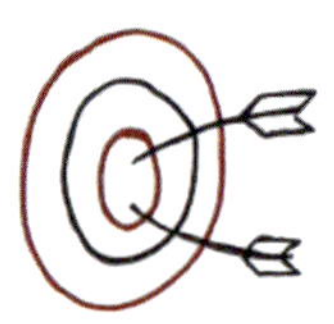

- Verbesserung der Auge-Hand-Koordination
- Verbesserung der Rotation des Handgelenkes

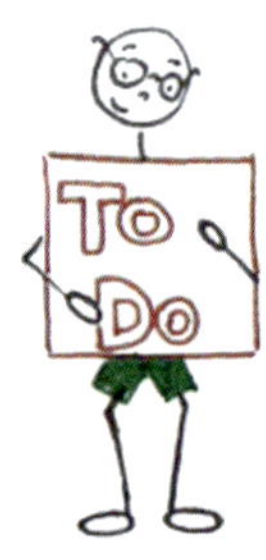

Sandsäckchen 1 einhändig bewegen

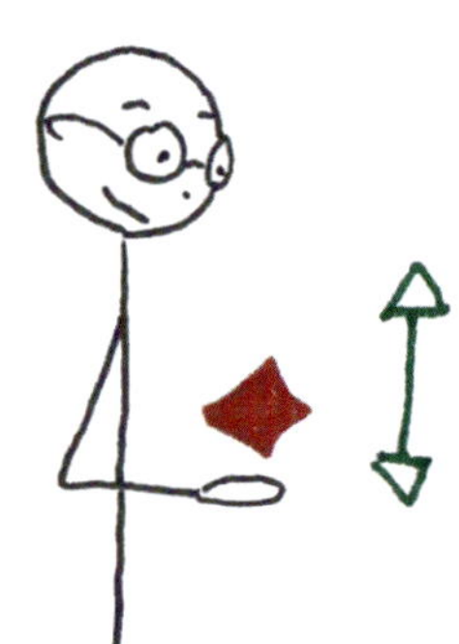

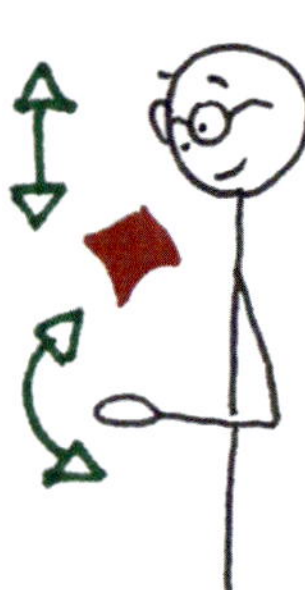

Hinweise zur Durchführung

1. Das Kind legt ein Sandsäckchen auf die rechte/linke gestreckte Hand – die Handinnenfläche zeigt zur Decke. Die Finger sind dabei geschlossen. Die Hand befindet sich etwa in Bauchhöhe. Nun wird die Hand so bewegt, dass das Säckchen in die Luft fliegt. Das Säckchen wird in genau der gleichen Handstellung wieder aufgefangen.
2. Die Übung beginnt wie unter Punkt 1. Nach dem Abwerfen des Säckchens wird die Hand gedreht, so dass das Säckchen auf dem Handrücken landet. Nun muss der Wurf aus dieser Position heraus erfolgen

Anzahl 1× täglich je 20 Wiederholungen

Montag	Dienstag	Mittwoch	Donnerstag	Freitag	Samstag	Sonntag

Datum	Manipulation/Feinmotorik/Grafomotorik

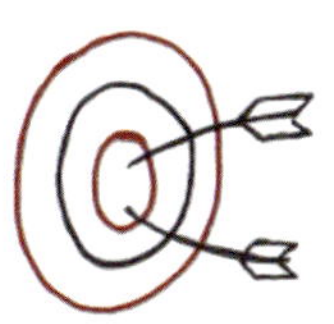

- Verbesserung der Auge-Hand-Koordination
- Verbesserung der Hand-Hand-Koordination
- Verbesserung der Rotation des Handgelenkes

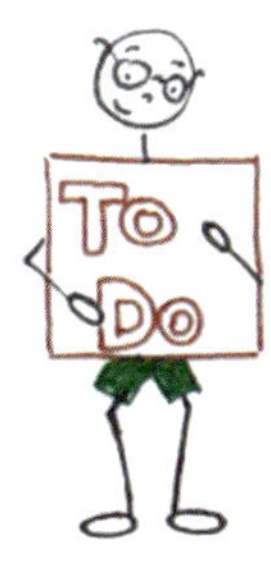

Sandsäckchen 2 beidhändig bewegen

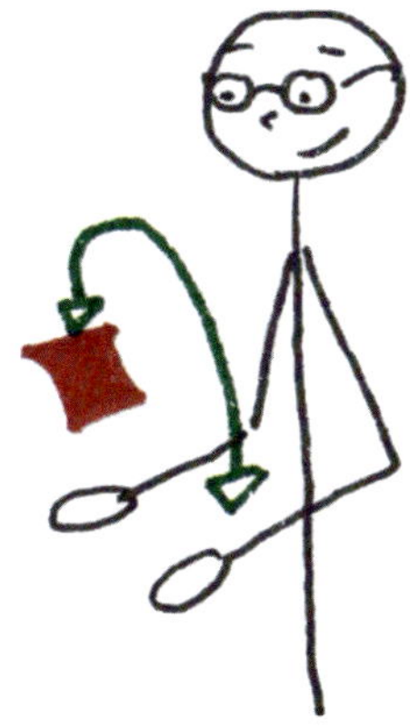

Hinweise zur Durchführung	Das Kind hält beide Hände (mit geschlossenen Fingern) vor dem Körper, so dass die Handinnenflächen Richtung Decke zeigen. Auf der rechten Hand liegt ein Sandsäckchen. Die Hände befinden sich etwa in Bauchhöhe. Nun wird die rechte Hand so bewegt, dass das Säckchen in die Luft fliegt und mit der linken Hand in der gleichen Handstellung gefangen werden kann. So fliegt das Säckchen nun hin und her. Variante: Die Hände werden gedreht, so dass das Säckchen mal auf der Handinnenseite und mal auf der Handaußenseite landet.

Anzahl	1 × täglich je 20 Wiederholungen

Montag	Dienstag	Mittwoch	Donnerstag	Freitag	Samstag	Sonntag

Datum	Manipulation/Feinmotorik/Grafomotorik

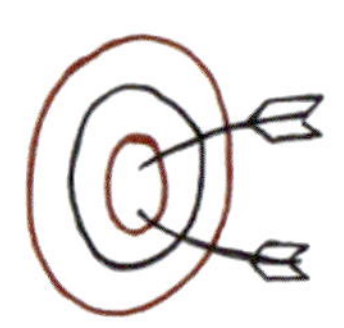	• Verbesserung des Armtransportes bei schreibmotorischen Aktivitäten

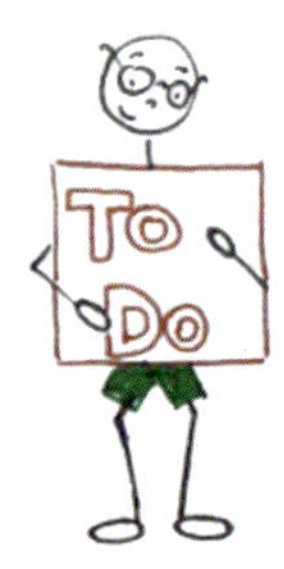

Scheibenwischer und liegende Acht mit Stift

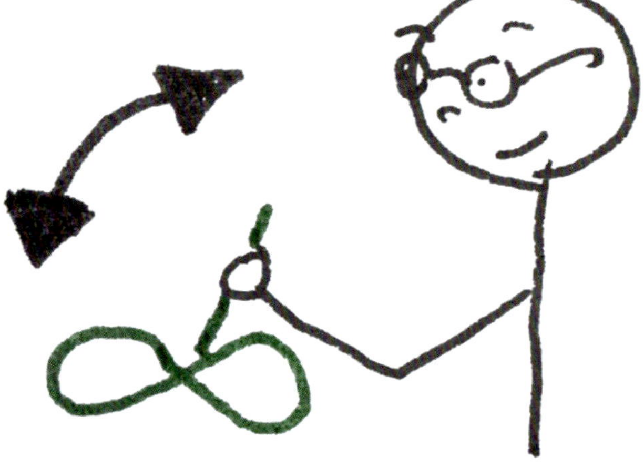

Hinweise zur Durchführung	
	1. Der Unterarm liegt auf dem Tisch. Aus dem Ellenbogen heraus wird der Arm nun nach rechts und links (ähnlich wie der Scheibenwischer des Autos) bewegt. 2. Das Kind malt eine große vorgezeichnete liegende Acht nach. Es beginnt vom Mittelpunkt nach links oben. Der Unterarm wird dabei nicht abgehoben und der Stift ist im Faustgriff (später auch auf die richtige Stifthaltung achten!).

Anzahl	1× täglich

Montag	Dienstag	Mittwoch	Donnerstag	Freitag	Samstag	Sonntag

Datum	Manipulation/Feinmotorik/Grafomotorik

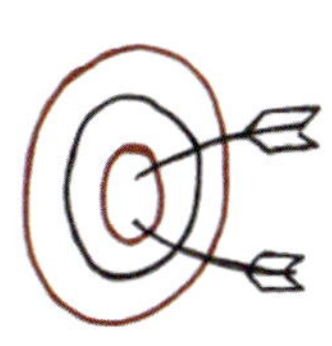	• Verbesserung der selektiven Armbewegung

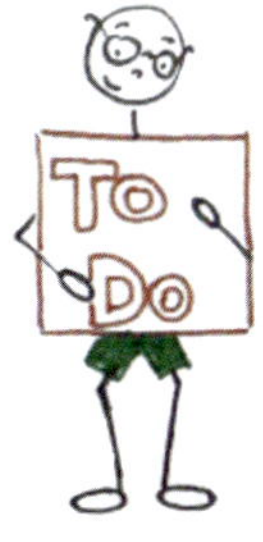

Schleudern von unterschiedlich schweren Materialien (Ball im Socken, Säckchen, Band am Stab o. ä.)

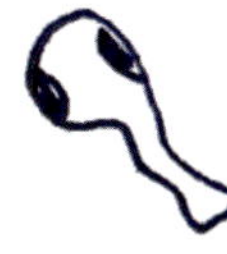

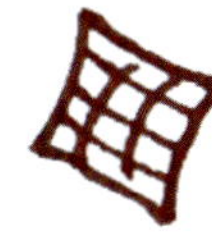

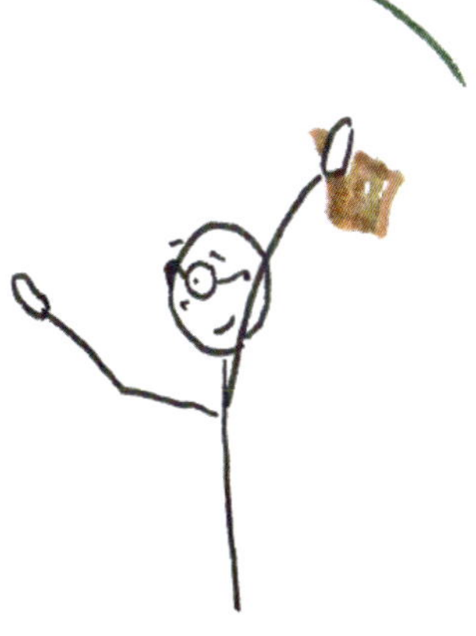

Hinweise zur Durchführung	– Wichtig ist der feste und sichere Stand des Kindes. – Die Bewegungsrichtung nach hinten ist zum Schleudern am besten geeignet. – Zur Übung in beide Richtungen drehen. – Draußen macht's besonders viel Spaß, weil man dort ganz weit schleudern kann. – Als Wettspiel um die Weite für Kinder sehr reizvoll.

Anzahl	

Montag	Dienstag	Mittwoch	Donnerstag	Freitag	Samstag	Sonntag

Datum	Manipulation/Feinmotorik/Grafomotorik

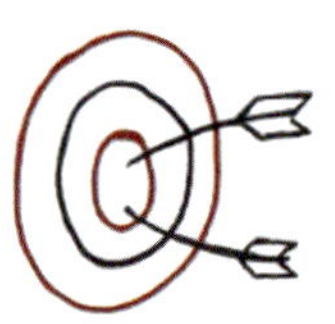	• Verbesserung der Auge-Hand-Koordination • Verbesserung des zielorientierten Handelns

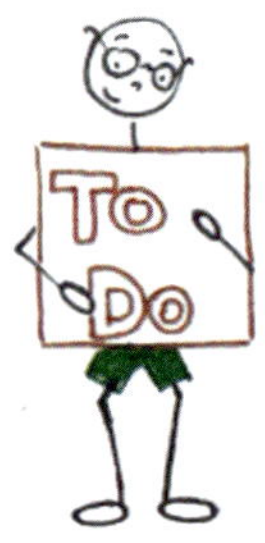 	**Schnipsen von kleinen Bällen und Murmeln** 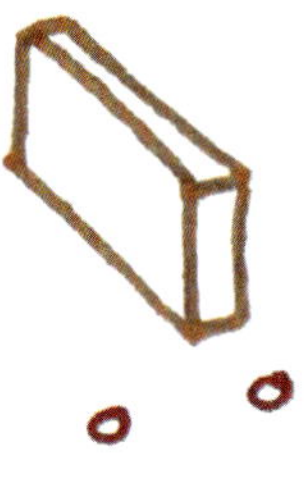 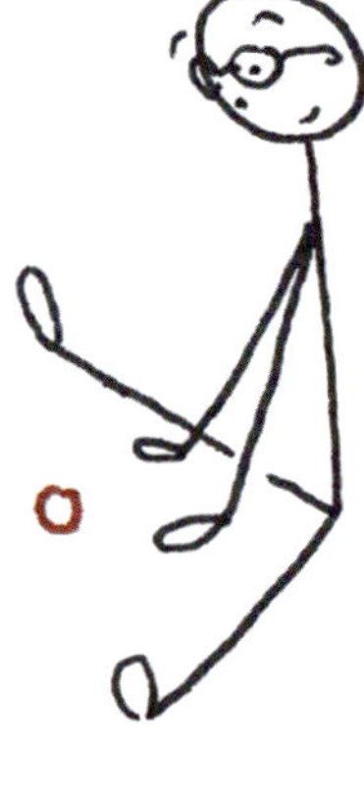

Hinweise zur Durchführung	Der Ball/die Murmel wird auf den Tisch oder Boden gelegt und mit dem Daumen und Zeigefinger „geschnipst“, so dass er/sie zum Partner rollt. Varianten: – Schnipsen mit Daumen und Mittelfinger – Schnipsen mit Daumen und Ringfinger – Schnipsen mit Daumen und kleinem Finger Wenn kein Mitspieler da ist, kann eine Schachtel als Tor verwendet werden.

Anzahl	

Montag	Dienstag	Mittwoch	Donnerstag	Freitag	Samstag	Sonntag

Datum	Manipulation/Feinmotorik/Grafomotorik

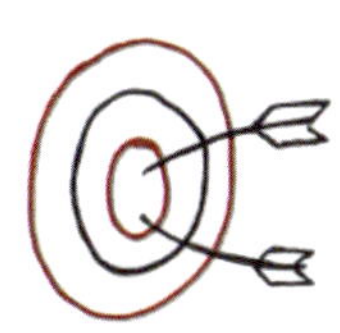	• Verbesserung der Auge-Hand-Koordination
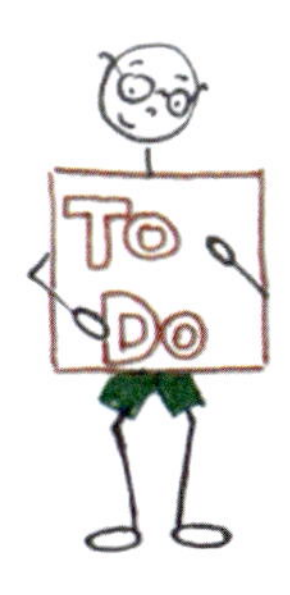	**Seifenblasen einfangen**
Hinweise zur Durchführung	Das Kind erhält einen Kunststoffbecher. Mit diesem soll es die Seifenblasen, die der Mitspieler macht, einfangen. Hier geht's darum gut zu zielen, auch mal abzuwarten und genau hinzuschauen.
Anzahl	1 × täglich

Montag	Dienstag	Mittwoch	Donnerstag	Freitag	Samstag	Sonntag

Datum	Manipulation/Feinmotorik/Grafomotorik

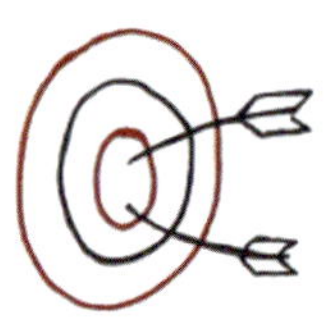	• Verbesserung der Bewegungssteuerung • Schwungübungen

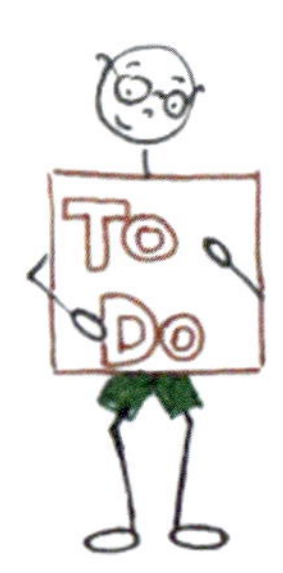	**Tisch abwischen** 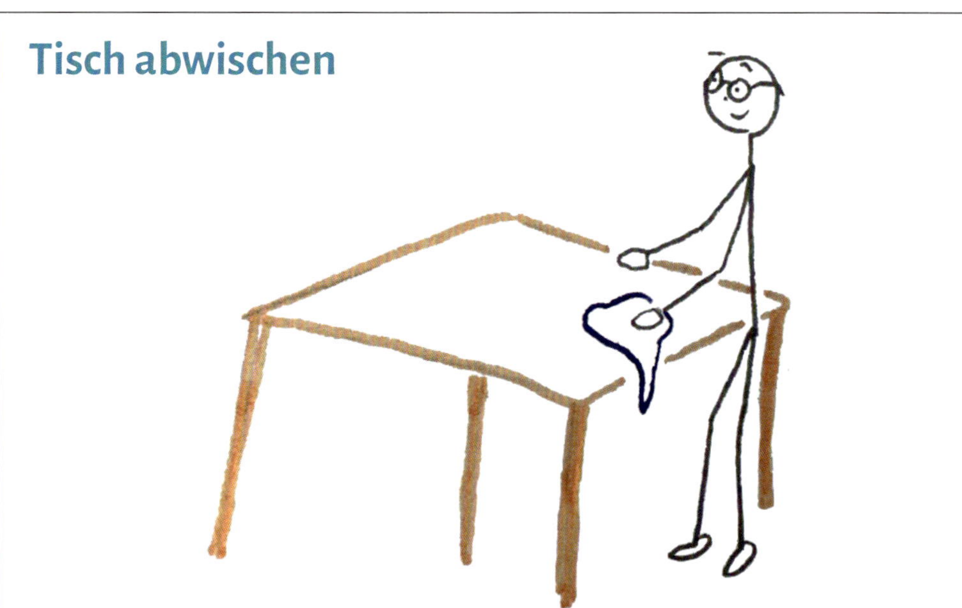

Hinweise zur Durchführung	Eine notwendige Alltagshandlung kann gut zur Schwungübung umfunktioniert werden. Beim Wischen des Tisches werden große, schwungvolle Bewegungen gemacht, die eine gute Vorübung für das Malen und Schreiben sind. Varianten: einhändig, beidhändig, von rechts nach links, von vorne nach hinten, im Kreis herum

Anzahl	1 × täglich

Montag	Dienstag	Mittwoch	Donnerstag	Freitag	Samstag	Sonntag

Datum	Manipulation/Feinmotorik/Grafomotorik

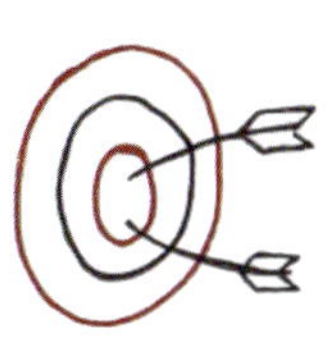	• Verbesserung der Handkraft • Verbesserung der isolierten Fingerbewegung

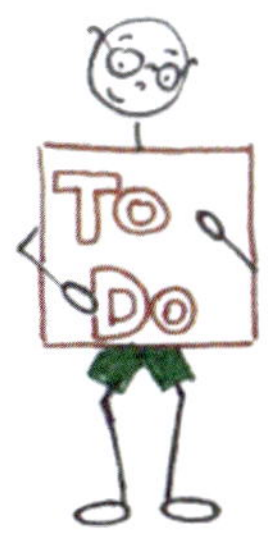

Zeitungspapier einhändig zerknüllen

(als Futter für das Kuscheltier)

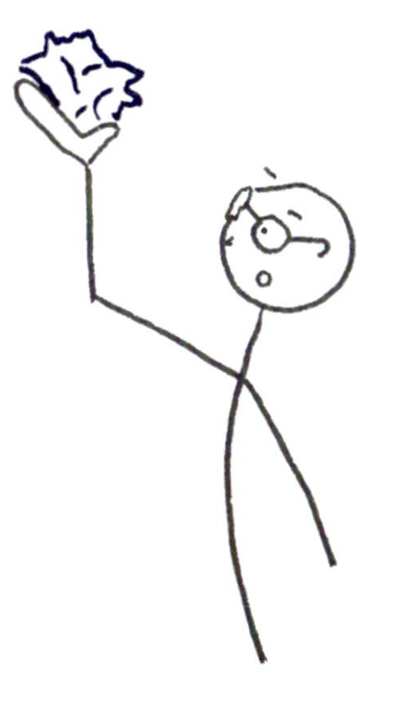

Hinweise zur Durchführung	– Die Tischplatte soll nicht als Hilfe genutzt werden. – Alle Finger der Hand werden eingesetzt. – Der Knödel soll so klein und fest wie möglich werden.

Anzahl	1× täglich 10 Knödel herstellen

Montag	Dienstag	Mittwoch	Donnerstag	Freitag	Samstag	Sonntag

4. Planung/Handlung

Datum	Planung/Handlung

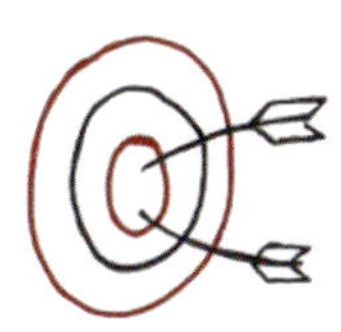	• Verbesserung der Handlungsstrukturierung, der Handlungskompetenz und auch der Selbständigkeit
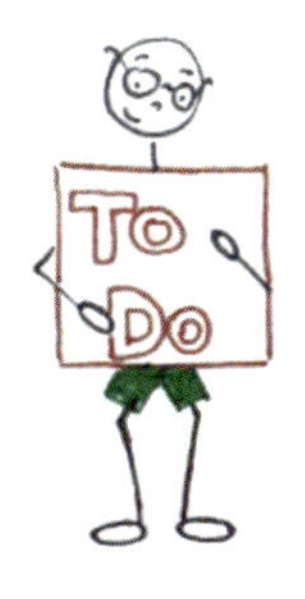	**Handlungsstrukturkarten erstellen** 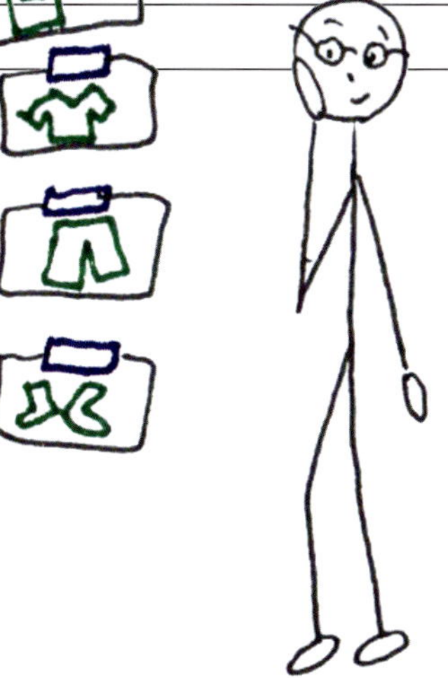

Hinweise zur Durchführung	Wählen Sie eine alltägliche Handlung aus, die Ihrem Kind noch schwerfällt (z. B. Anziehen, Tasche packen). Überlegen Sie gemeinsam mit Ihrem Kind, welche Handlungsschritte in welcher Reihenfolge notwendig sind und gestalten Sie eine Karte zu jedem Schritt (Foto auch möglich). Achten Sie darauf, dass die Darstellung einfach und klar erkennbar ist. Die fertigen Karten werden in der richtigen Reihenfolge aufgehängt, so dass das Kind beim nächsten Durchgang selbständig anhand der Karten erkennen kann, was wann zu tun ist. Eine Klammer an der Seite kann dem Kind helfen, nicht den Überblick zu verlieren. Beispiel: Morgendliches Anziehen Schritt 1 = Schlafanzug ausziehen Schritt 2 = Unterhose anziehen usw.

Anzahl	Karten 1 × erstellen und dann anwenden

Montag	Dienstag	Mittwoch	Donnerstag	Freitag	Samstag	Sonntag

Datum	Planung/Handlung

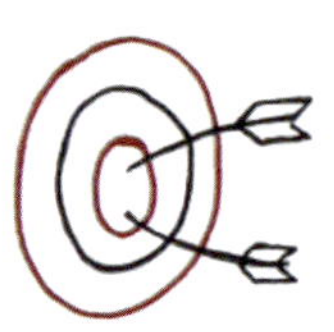	• Verbesserung der Handlungsplanung

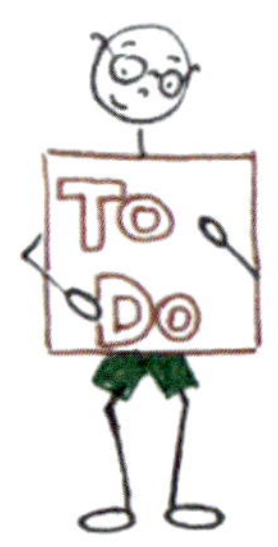	**Kochen – Backen Ein einfaches Rezept umsetzen** 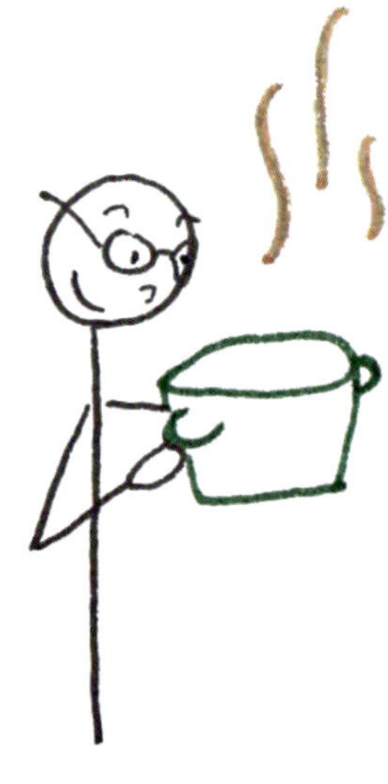

Hinweise zur Durchführung	Ein Rezept ist eine Anleitung für das Herstellen eines Gerichtes. Es ist strukturiert und führt schrittweise durch die Handlungen – ein ideales Übungsfeld zur Verbesserung der Handlungsplanung. Suchen Sie gemeinsam mit Ihrem Kind ein einfaches Rezept (z. B. Pudding o. ä.) und gehen Sie die Einzelschritte gemeinsam mit Ihrem Kind durch und setzen Sie sie um. Das Motto lautet: Selbst ist das Kind! Nur so viel Hilfe wie nötig geben!

Anzahl	2 × pro Woche

Montag	Dienstag	Mittwoch	Donnerstag	Freitag	Samstag	Sonntag

Datum	**Planung/Handlung**

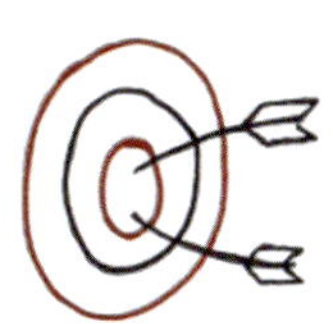	• Verbesserung der Bewegungsplanung

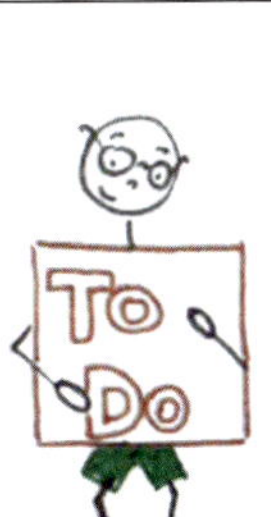

Pantomime

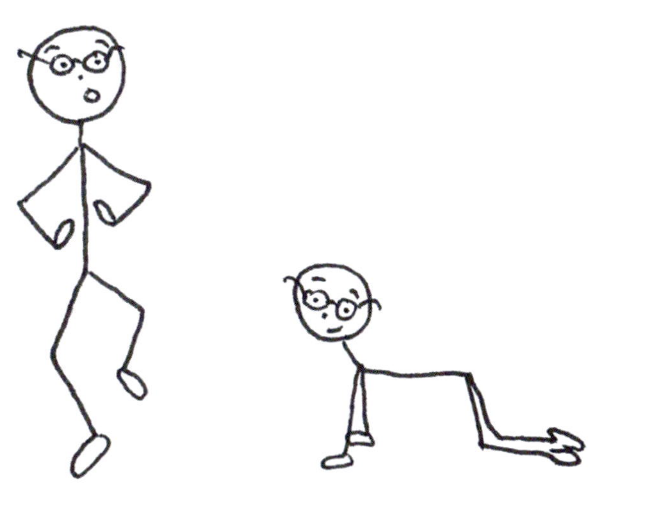

Hinweise zur Durchführung	Überlegen Sie sich gemeinsam mit Ihrem Kind Kategorien, die Sie pantomimisch darstellen möchten. Es eigenen sich Tiere, Berufe und Sportarten recht gut. Der erste Darsteller überlegt sich z. B. ein Tier, das er darstellen möchte. Nun stellt er ganz ohne Worte die typischen Bewegungen oder Verhaltensweisen des Tieres dar. Die anderen Mitspielen sollen das gezeigte Tier erraten. Wer es als Erster herausgefunden hat, ist als nächster Darsteller an der Reihe.

Anzahl	1 × täglich

Montag	Dienstag	Mittwoch	Donnerstag	Freitag	Samstag	Sonntag

Datum	Planung/Handlung

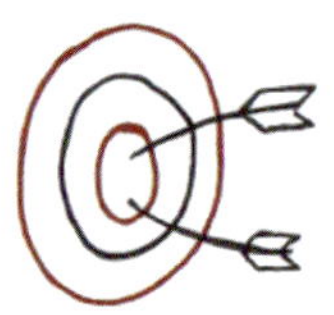	• Verbesserung der Handlungsplanung und der Handlungskompetenz

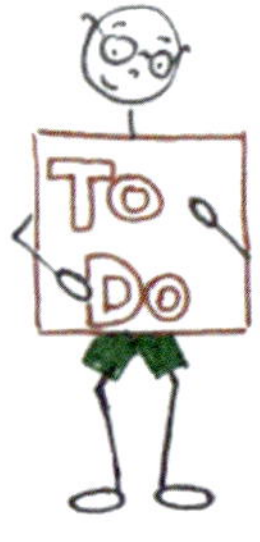

Planung 1

Überblick verschaffen: Was genau ist meine Aufgabe?

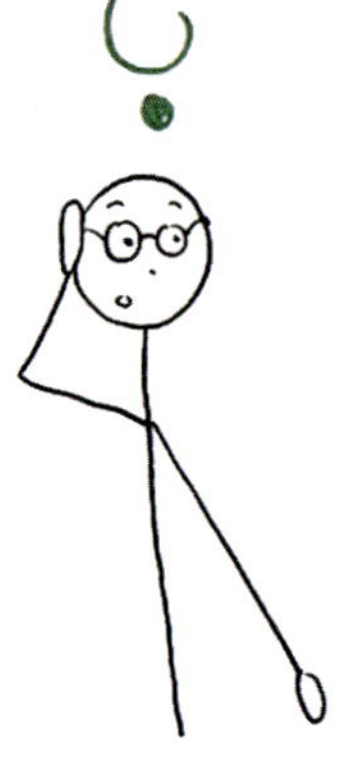

Hinweise zur Durchführung	Der 1. Schritt bei der Bearbeitung einer Aufgabe besteht darin, sich folgende Fragen zu stellen: Was genau ist die Aufgabe? Was soll ich bei dieser Aufgabe machen? Diese Fragen erleichtern dem Kind den Einstieg in die Aufgabe. Das Kind lernt, dass es wichtig ist, zunächst einmal die Aufgabenstellung richtig zu erfassen. Legen Sie Ihr Augenmerk bei Spielen, Aufgaben oder Handlungen im Alltag auf diese Fragestellung? Nehmen Sie sich bewusst Zeit, das Kind bei der Beantwortung der Frage zu begleiten? Seien Sie Modell für Ihr Kind, indem auch Sie mal laut nachdenken.
Anzahl	3× pro Woche

Montag	Dienstag	Mittwoch	Donnerstag	Freitag	Samstag	Sonntag

Datum	Planung/Handlung

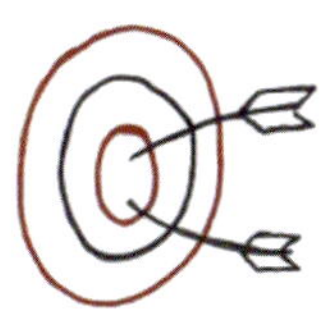	• Verbesserung der Handlungsplanung und der Handlungskompetenz 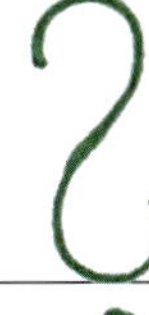

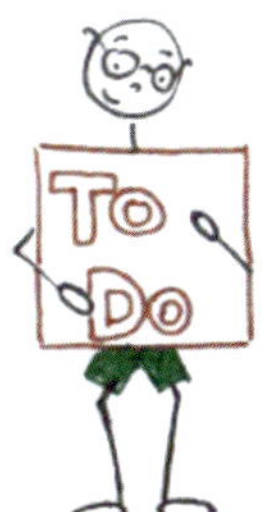	**Planung 2:** **Erster Schritt zur Lösung: Wie möchte ich an die Aufgabe herangehen?** 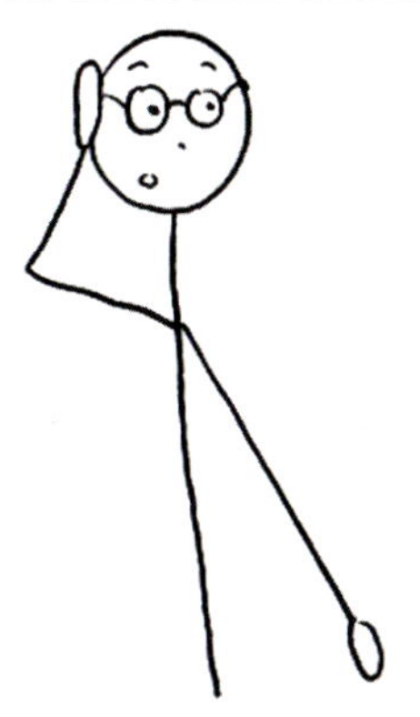

Hinweise zur Durchführung	Der 2. Schritt bei der Bearbeitung der Aufgabe besteht darin, sich folgende Fragen zu stellen: Womit möchte ich anfangen? Wie möchte ich an die Aufgabe herangehen? Wie möchte ich weiter vorgehen? Hier ist es wichtig, dass das Kind seine Handlungsschritte genau beschreibt, bevor es die Aufgabe wirklich angeht. Legen Sie Ihr Augenmerk bei Spielen, Aufgaben oder Handlungen im Alltag auf diese Fragestellung? Nehmen Sie sich bewusst Zeit das Kind bei der Beantwortung der Frage zu begleiten? Seien Sie Modell für Ihr Kind, in dem auch Sie mal laut nachdenken.

Anzahl	3× pro Woche

Montag	Dienstag	Mittwoch	Donnerstag	Freitag	Samstag	Sonntag

Datum	Planung/Handlung

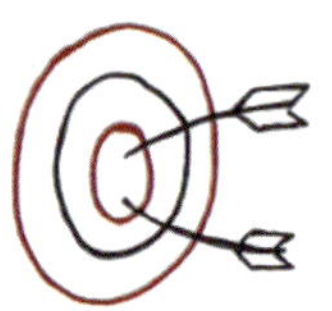	• Verbesserung der Handlungsplanung und • Verbesserung der Umsetzung verbaler Anweisungen

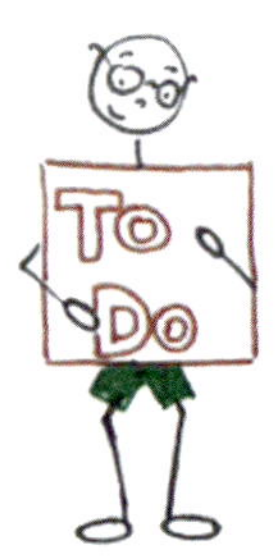	**Roboterspiel** 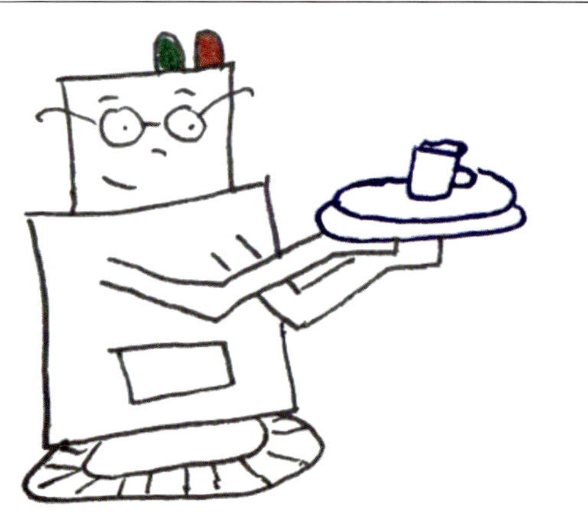

Hinweise zur Durchführung	Wählen Sie eine einfache Betätigung des Alltags aus. Gut geeignet sind z. B. das Tischdecken oder das Aufräumen. Der Erwachsene ist der Roboter und das Kind gibt die Anweisungen. Der Erwachsene macht nur genau das, was das Kind sagt. Die Anweisungen müssen sehr kleinschrittig und genau sein, sonst ist der „Roboter" überfordert und kann nicht tätig werden. Beispiel Tischdecken: 1. Geh zum Schrank. 2. Öffne die Tür. 3. Nimm 4 Teller heraus. 4. Bring die Teller zum Tisch. 5. Stell einen Teller auf Papas Platz usw. bis das ganze Geschirr auf dem Tisch ist. Beachten Sie die individuellen Fähigkeiten Ihres Kindes. Beim nächsten Mal ist das Kind der Roboter und muss nun die Anweisungen des Erwachsenen umsetzen.

Anzahl	3 × pro Woche

Montag	Dienstag	Mittwoch	Donnerstag	Freitag	Samstag	Sonntag

Datum	Planung/Handlung

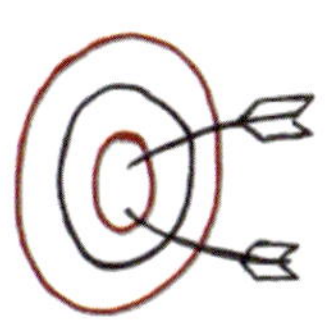	• Verbesserung der Planungsfähigkeit

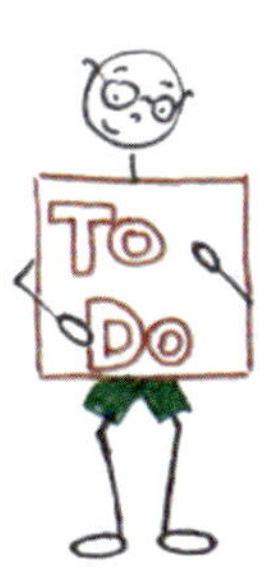

Tisch decken

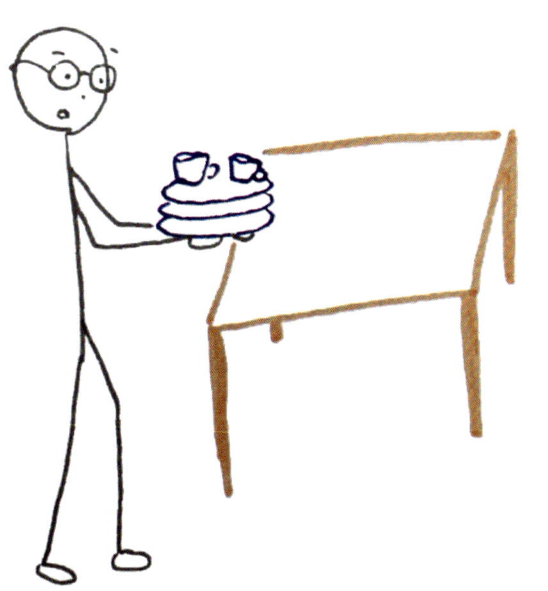

Hinweise zur Durchführung	Was gibt es beim Tischdecken alles zu bedenken? – Wie viele Personen essen mit? – Was wird gegessen? – Wo befinden sich das Geschirr und das Besteck? – Was wird zusätzlich noch benötigt? Lassen Sie das Kind laut denken, so können Sie die Gedankengänge nachvollziehen.

Anzahl	3–4 × pro Woche

Montag	Dienstag	Mittwoch	Donnerstag	Freitag	Samstag	Sonntag

Datum	Planung/Handlung

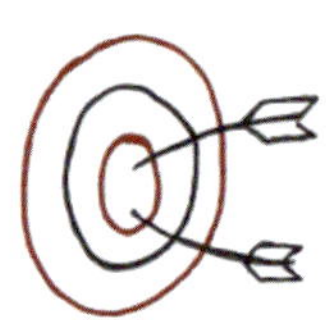	• Verbesserung der Planung und Durchführung von Handlungen

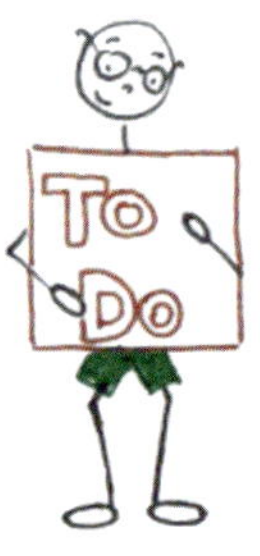	**Wochenendeinkauf planen und durchführen**

Hinweise zur Durchführung	Verschaffen Sie sich gemeinsam mit Ihrem Kind einen Überblick über den aktuellen Vorrat an Lebensmitteln in Ihrem Haus. Erstellen Sie gemeinsam mit Ihrem Kind eine Liste (schreiben, malen) über die Dinge, die gebraucht werden. Das Benötigte kann z. B. in Kategorien aufgeteilt werden (Obst, Gemüse, Getränke usw.) . Planen Sie gemeinsam, wann und wo der Einkauf erledigt wird. Im Laden kann das Kind der „Listen-Beauftragte" oder aber der „Beschaffer" sein. Die Liste wird Schritt für Schritt abgearbeitet und abgehakt. Zum Abschluss wird der Einkauf zu Hause gemeinsam eingeräumt.

Anzahl	1 × pro Woche

Montag	Dienstag	Mittwoch	Donnerstag	Freitag	Samstag	Sonntag

5. Kognition/Aufmerksamkeit

Datum	Kognition/Aufmerksamkeit

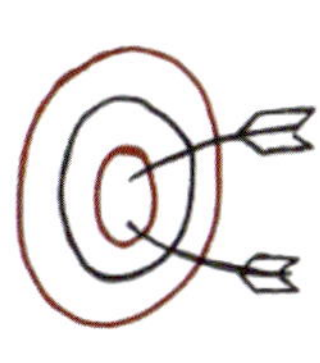	• Verbesserung der Aufmerksamkeitssteuerung und der Impulskontrolle

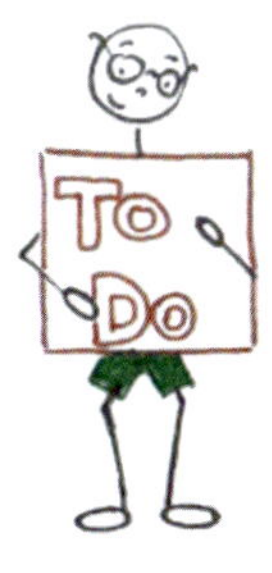

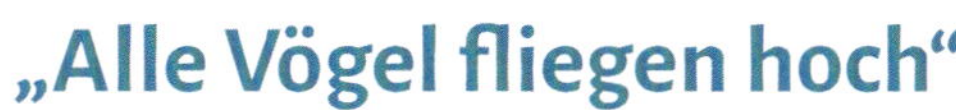

„Alle Vögel fliegen hoch"

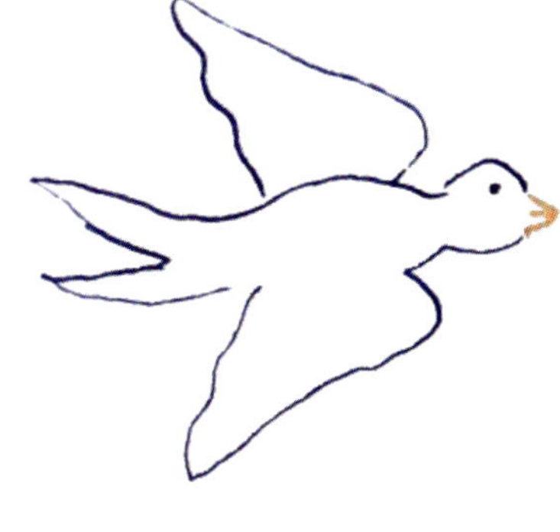

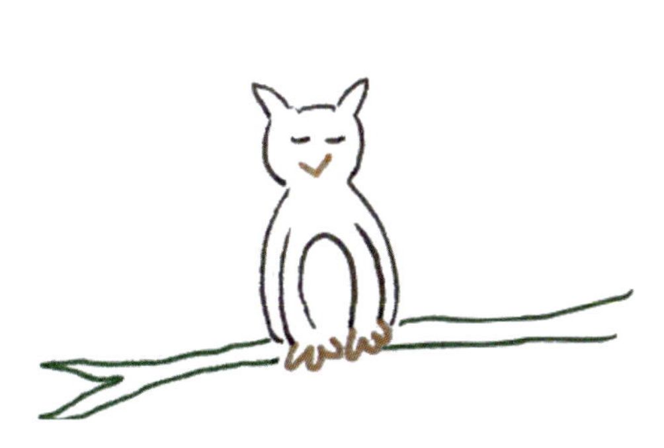

Hinweise zur Durchführung	Die Mitspieler sitzen im Kreis oder an einem Tisch. Ein Spieler ist der „Vogelfänger" und ruft in die Runde: „Alle Vögel fliegen hoch! Die Amsel, der Spatz, der Fink!" Bei jedem Vogel, den der Vogelfänger ruft, müssen alle Spieler beide Arme in die Höhe werfen. Zwischendurch nennt er jedoch auch Tiere, die gar nicht fliegen können. Wer trotzdem die Arme in die Höhe streckt, wird neuer Vogelfänger.

Anzahl	1 × täglich

Montag	Dienstag	Mittwoch	Donnerstag	Freitag	Samstag	Sonntag

Datum	Kognition/Aufmerksamkeit

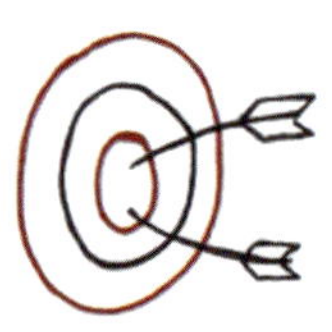	• Aufmerksamkeitssteuerung „Ich schaue genau hin“ • Genaues Beschreiben von Gesehenem

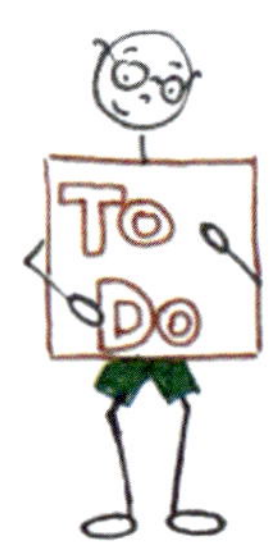	**Bildbeschreibung** 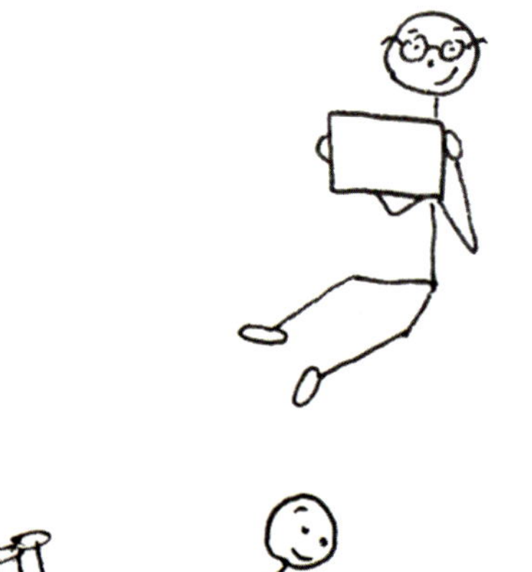

Hinweise zur Durchführung	Das Kind schaut sich ein Bild sehr aufmerksam an und gibt seinem Partner ganz genaue Zeichenanweisungen. Der Partner muss genau wissen was, wo und wie die Details auf dem Bild gemalt werden müssen. Der Partner malt nur das, was das Kind beschrieben hat. Am Ende werden „Original“ und „Kopie“ miteinander verglichen.

Anzahl	1 × täglich, mindestens aber 3 × pro Woche

Montag	Dienstag	Mittwoch	Donnerstag	Freitag	Samstag	Sonntag

Datum	Kognition/Aufmerksamkeit

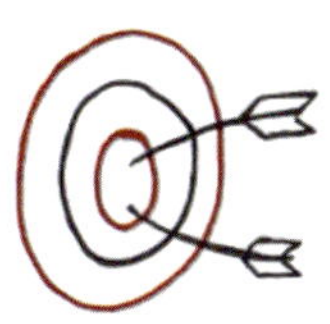	• Verbesserung der Aufmerksamkeitssteuerung „Ich höre genau hin“

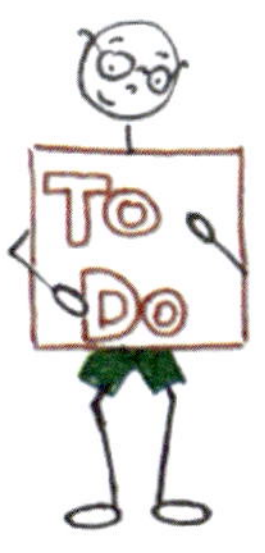	**Einer Geschichte aufmerksam zuhören** 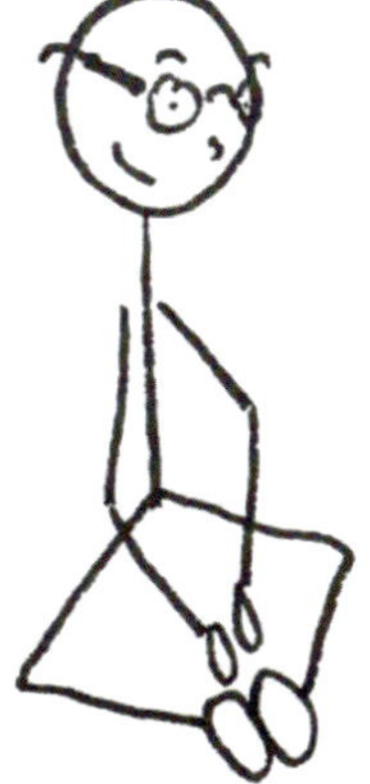 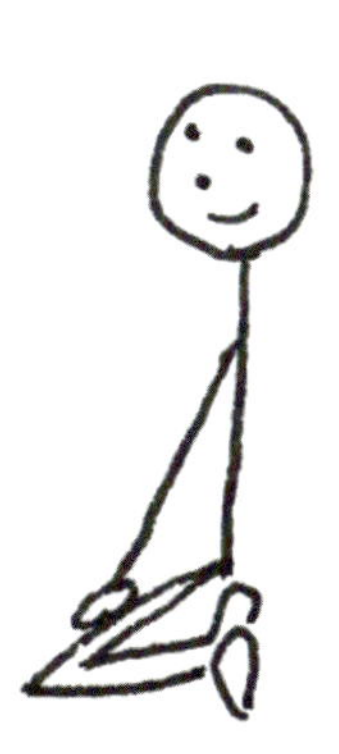

Hinweise zur Durchführung	Sie wählen eine altersentsprechende Geschichte aus und verschaffen sich kurz einen Überblick, welche Wörter relativ häufig vorkommen. Wählen Sie 1 oder ggf. 2 oder mehr Wörter aus. Dies können Hauptwörter wie bspw. Schiff, Prinzessin, Räuber usw. oder auch Bindewörter wie und/oder sein. Besprechen Sie mit Ihrem Kind auf welches Wort es genau achten soll! Immer wenn das Kind das entsprechende Wort in der Geschichte hört, hebt es kurz die Hand oder macht eine andere vereinbarte Geste o. ä.

Anzahl	1× täglich

Montag	Dienstag	Mittwoch	Donnerstag	Freitag	Samstag	Sonntag

Datum	Kognition/Aufmerksamkeit

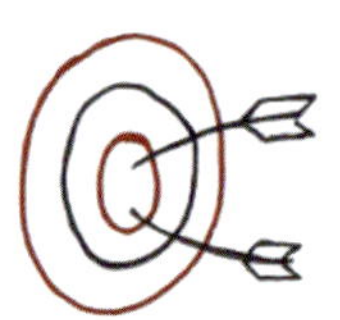	• Verbesserung des genauen Hinhörens und somit Verbesserung der Aufmerksamkeitssteuerung und der Impulskontrolle

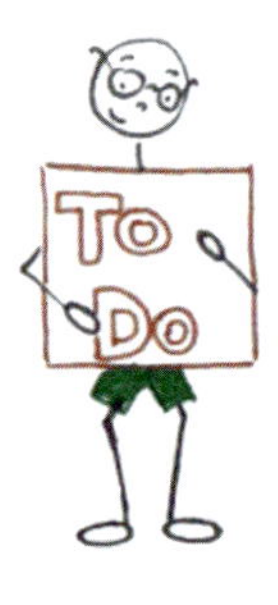	**„Ich höre genau hin“** 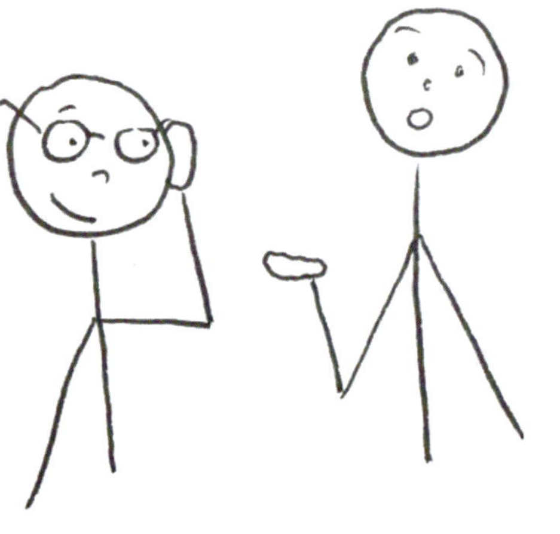

Hinweise zur Durchführung	Wählen Sie bitte täglich eine Situation (z. B. Aufräumen, Tisch decken, Anziehen, Hausaufgabe, Arbeitsblatt ...) aus und besprechen mit Ihrem Kind, dass es jetzt darum geht, genau zuzuhören und das zu tun, was gesagt wurde. Nutzen Sie die Wochenleiste für das Feedback (Lachgesichter). Sagen Sie Ihrem Kind genau, was gut war und womit Sie zufrieden waren. Erkennen Sie die Anstrengung des Kindes an!

Anzahl	1× täglich

Montag	Dienstag	Mittwoch	Donnerstag	Freitag	Samstag	Sonntag

Datum	Kognition/Aufmerksamkeit

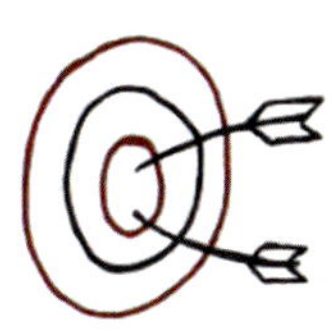	• Verbesserung des genauen Hinschauens und somit Verbesserung der Aufmerksamkeitssteuerung

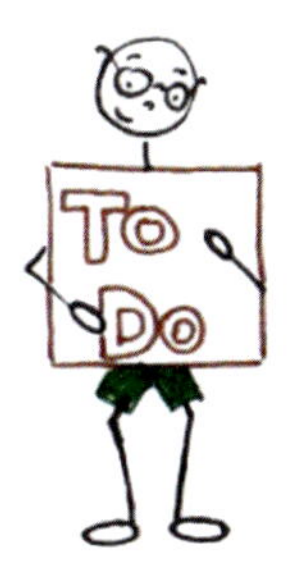	**„Ich sehe was, was du nicht siehst!"** 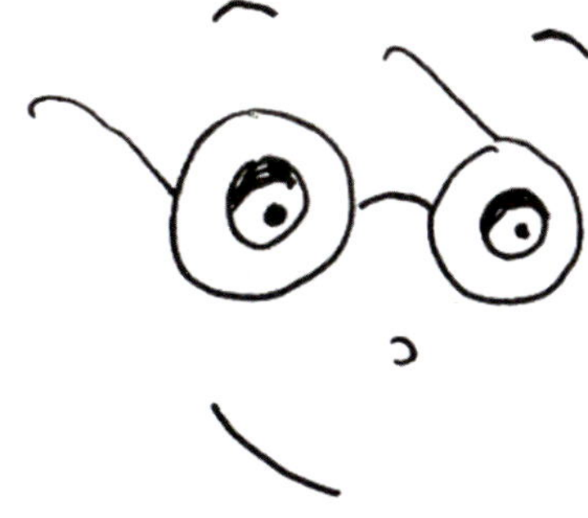

Hinweise zur Durchführung	Zwei oder mehr Spieler sind beteiligt. Der erste Spieler schaut sich im Raum um und entscheidet sich für einen Gegenstand, den die anderen Spieler erraten müssen. Er beginnt seine Beschreibung mit: „Ich sehe was, was du nicht siehst, und das ist ..." Hier können bspw. die Farbe oder die Form angegeben werden. Die anderen Spieler sehen sich nun ebenfalls aufmerksam um, und versuchen herauszufinden, um welchen Gegenstand es sich handelt. Variante: „Ich höre was, was du nicht hörst."

Anzahl	1 × täglich

Montag	Dienstag	Mittwoch	Donnerstag	Freitag	Samstag	Sonntag

Datum	Kognition/Aufmerksamkeit

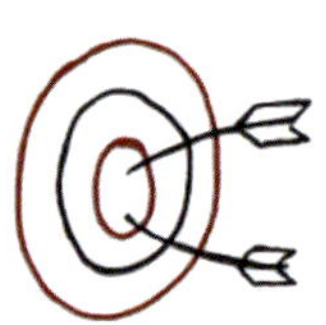	• Verbesserung der Aufmerksamkeitssteuerung

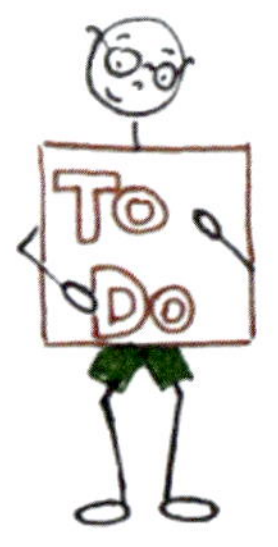	**Jonglage 1 – einfache Variante** 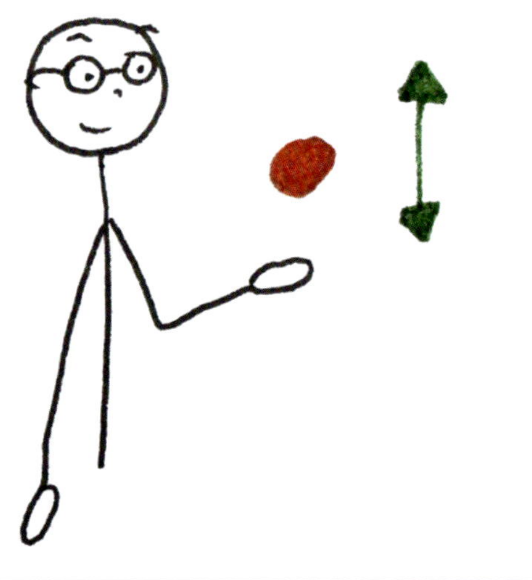

Hinweise zur Durchführung	1. Das Kind steht aufrecht und wirft mit beiden Händen ein Säckchen hoch und fängt es wieder auf. 2. Das Kind wirft das Säckchen mit der rechten Hand hoch und fängt es mit der rechten Hand wieder auf. 3. Das Kind wirft das Säckchen mit der linken Hand hoch und fängt es mit der linken Hand wieder auf.

Anzahl	1× täglich pro Übung 10–15 Wiederholungen

Montag	Dienstag	Mittwoch	Donnerstag	Freitag	Samstag	Sonntag

Datum	Kognition/Aufmerksamkeit

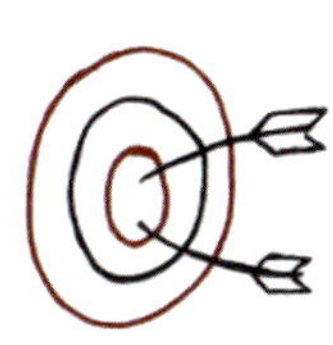	• Verbesserung der Aufmerksamkeitssteuerung

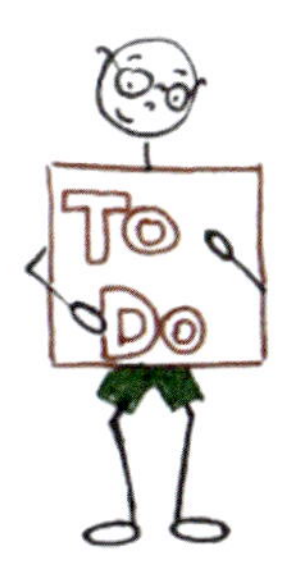

Jonglage 2 – mit Handwechsel

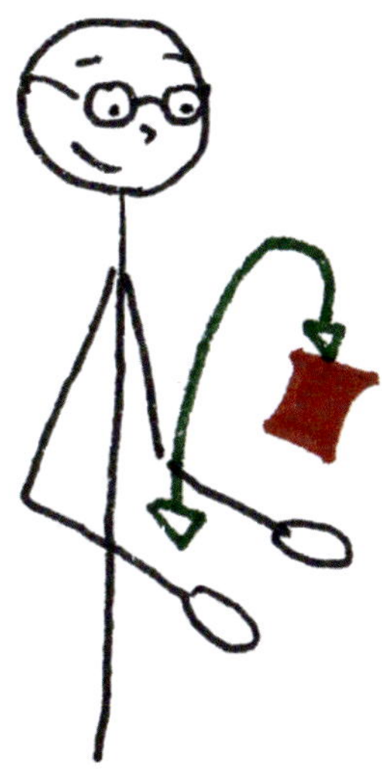

Hinweise zur Durchführung	Das Kind steht aufrecht und wirft ein Säckchen mit der rechten Hand in einem leichten Bogen hoch, um es mit der linken Hand wieder aufzufangen. Dann wird das Säckchen von der einen Hand immer wieder in die andere Hand geworfen.
Anzahl	1 × täglich 20–30 Wiederholungen

Montag	Dienstag	Mittwoch	Donnerstag	Freitag	Samstag	Sonntag

Datum	Kognition/Aufmerksamkeit

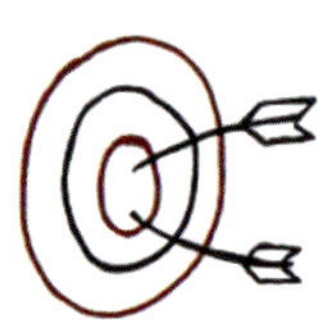	• Training der Merkfähigkeit (Merkstrategien ausprobieren)

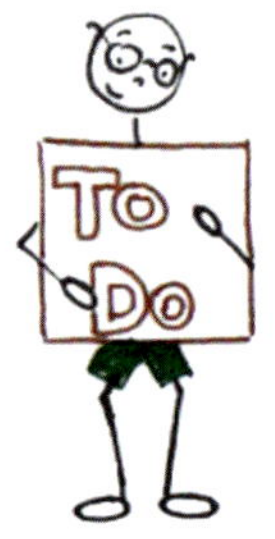	**KIM-Spiel – Gesehenes merken** 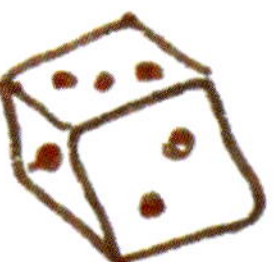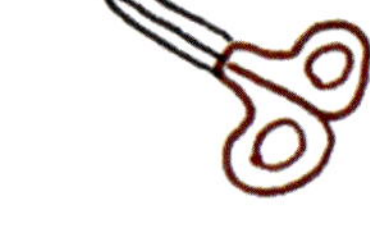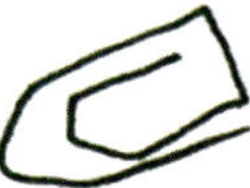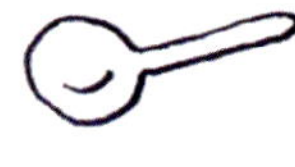

Hinweise zur Durchführung	10 Alltagsgegenstände werden gemeinsam mit dem Kind zusammengetragen. Die Teile werden auf den Tisch gelegt und das Kind schaut dort alles genau an. Dann werden die Sachen zugedeckt und das Kind erinnert sich und – malt oder schreibt oder – sagt die Gegenstände, die ihm einfallen. Fragen Sie nach den Strategien Ihres Kindes und besprechen sie ggf. Möglichkeiten. Erschwerung: Verlängern Sie die Zeit zwischen dem Abdecken und dem Aufmalen oder Aufschreiben.

Anzahl	1× täglich

Montag	Dienstag	Mittwoch	Donnerstag	Freitag	Samstag	Sonntag

Datum	Kognition/Aufmerksamkeit

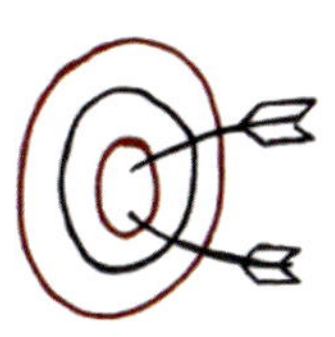	• Verbesserung der Impulskontrolle • Schulung der Aufmerksamkeit (Ich schaue genau hin!)

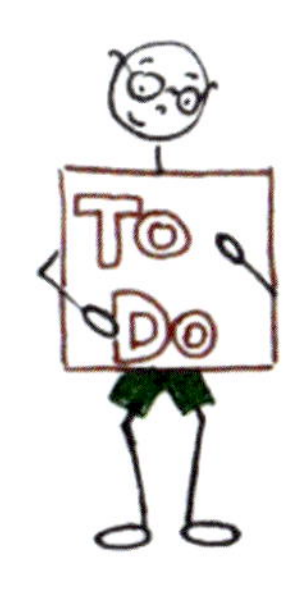	**Klatsch-Memory mit Extra-Klatschen** 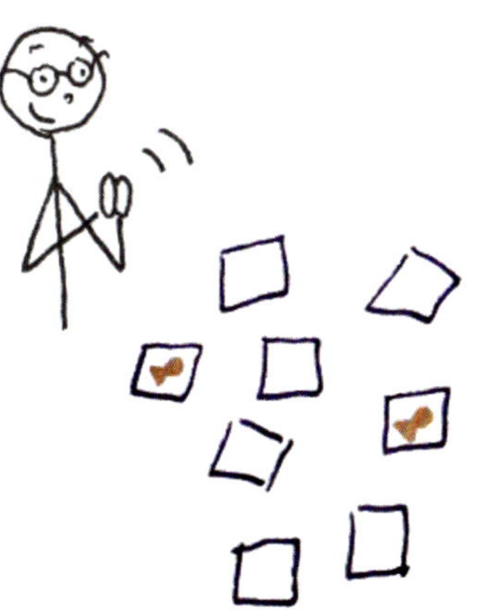

Hinweise zur Durchführung	Die Memory-Karten liegen verteilt auf dem Tisch. Der erste Mitspieler dreht eine Karte um. Diese bleibt offen liegen. Dann dreht der nächste Spieler wieder eine Karte um. Auch diese bleibt offen liegen. So geht's immer weiter. Irgendwann liegt bereits eine passende Karte zu der neu aufgedeckten Karte auf dem Tisch. Nun muss schnell in die eigenen Hände geklatscht werden, und dann muss mit beiden Zeigefingern auf die entsprechenden Karten getippt werden. Der schnellste Klatscher bekommt die Karte. Wer die meisten Karten hat gewinnt. Wer vorher nicht in die eigenen Hände geklatscht hat bekommt das Pärchen nicht.

Anzahl	1× täglich

Montag	Dienstag	Mittwoch	Donnerstag	Freitag	Samstag	Sonntag

Datum	Kognition/Aufmerksamkeit

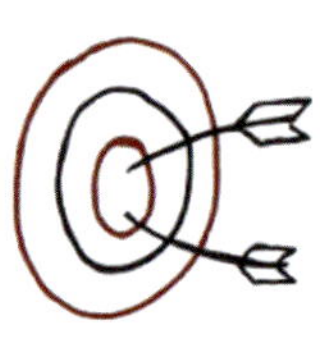	• Verbesserung der Aufmerksamkeitsteuerung

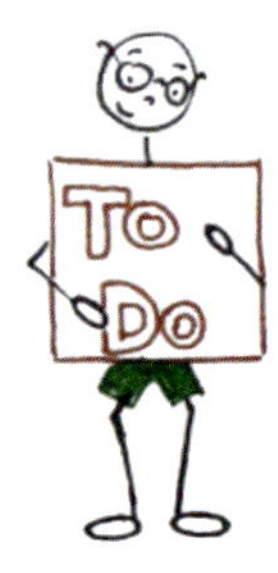	**Kofferpacken** 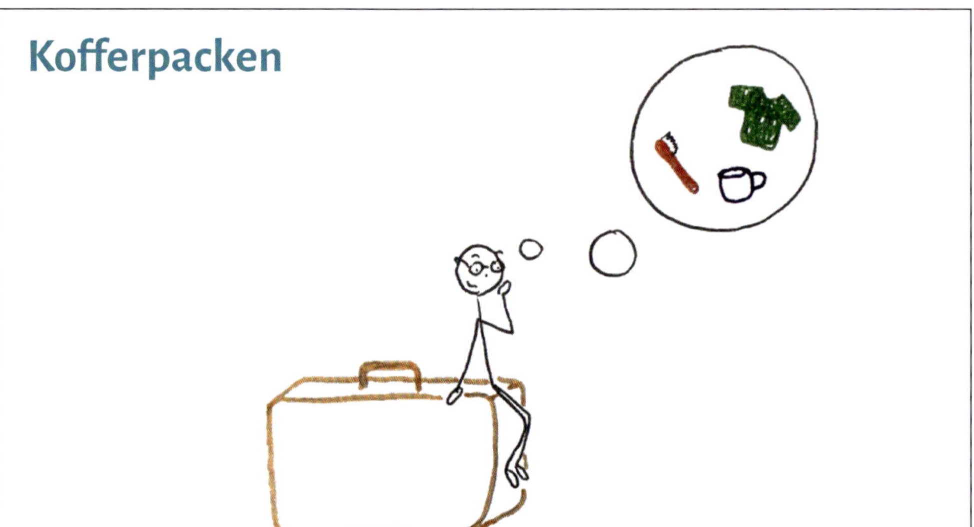

Hinweise zur Durchführung	Die Anzahl der Mitspieler ist nicht entscheidend. Der erste Spieler sagt: „Ich packe meinen Koffer und packe eine Sonnenbrille ein." Der zweite Spieler wiederholt: „Ich packe meinen Koffer und packe eine Sonnenbrille und … ein." So setzt sich das Spiel fort. Wie viele Dinge kannst du dir merken?

Anzahl	1 × täglich

Montag	Dienstag	Mittwoch	Donnerstag	Freitag	Samstag	Sonntag

Datum	Kognition/Aufmerksamkeit

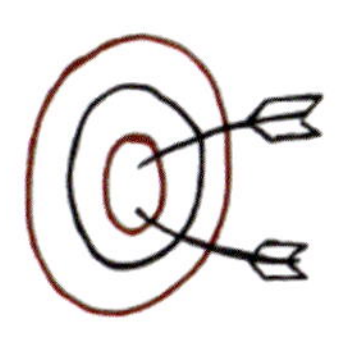	• Verbesserung der Aufmerksamkeit und Fokussierung

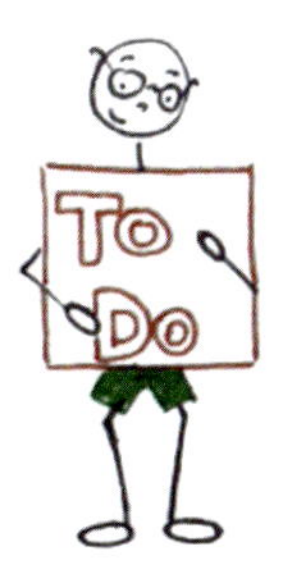	**Luftballon-Spiele** 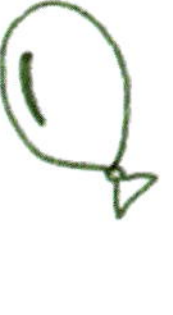 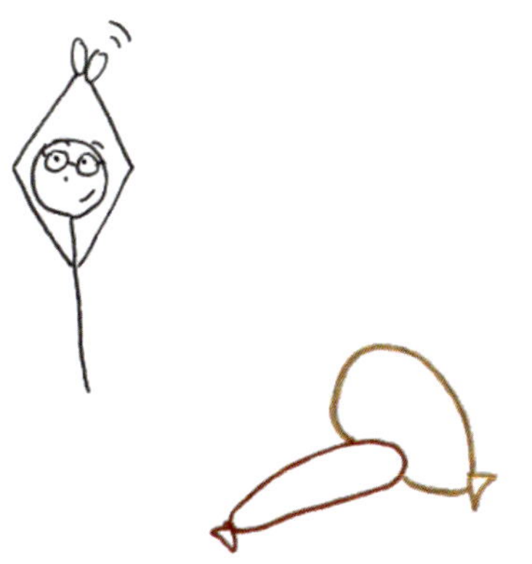

Hinweise zur Durchführung	1. Luftballon hochwerfen und auffangen. 2. Luftballon hochwerfen, in die Hände klatschen und wieder auf-fangen. 3. Luftballon hochwerfen, 2 × in die Hände klatschen und 4. Ballon wieder fangen. 5. Luftballon hochwerfen, den Boden berühren und 6. Ballon wieder auffangen.

Anzahl	1 × täglich

Montag	Dienstag	Mittwoch	Donnerstag	Freitag	Samstag	Sonntag

Datum	Kognition/Aufmerksamkeit

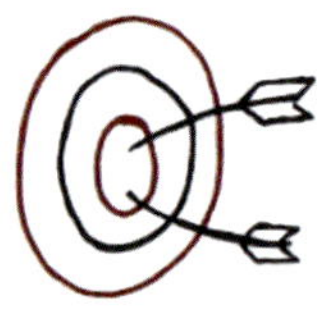	• Geschichtenerzählen/Fantasie • Reihenfolgenleistungen • Merkfähigkeit

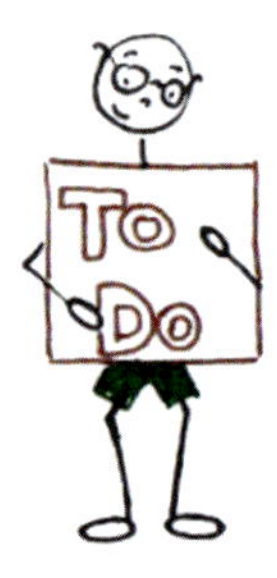	**Memo-Story** 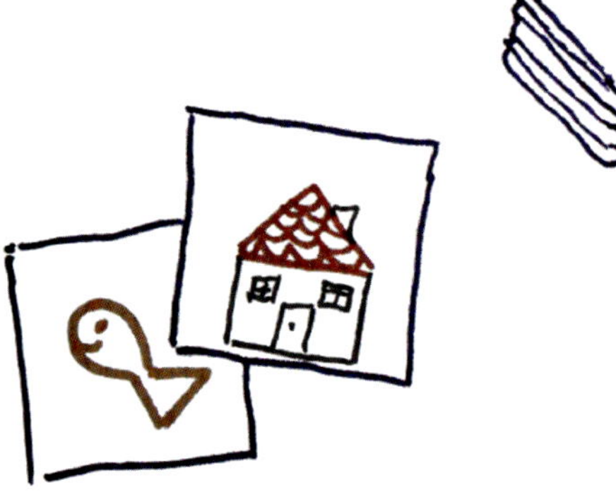

Hinweise zur Durchführung	Einfache Bildkarten (z.B Memorykarten – nur je eine Karte eines Motivs) werden gestapelt auf den Tisch gestellt. Der erste Spieler zieht eine Karte und beginnt seine Geschichte mit einem Satz wie „ Es war einmal …" und fügt das Gesehene dazu (z. B. Es war einmal ein kleiner Fisch). Der zweite Spieler zieht ebenfalls eine Karte und führt die Geschichte weiter (z. B. Karte Haus = der lebte bei eine Familie in einem kleinen Haus … usw.). Nach einigen Spielkarten wird zu einem Spieler MEMO gesagt und dieser dreht den Stapel um und wiederholt die Geschichte anhand der einzelnen Karten.

Anzahl	1 × täglich

Montag	Dienstag	Mittwoch	Donnerstag	Freitag	Samstag	Sonntag

Datum	Kognition/Aufmerksamkeit

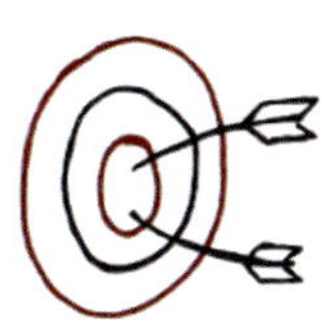	• Verbesserung der Aufmerksamkeitssteuerung, der Ausdauer und des Denkens unter Zeitdruck

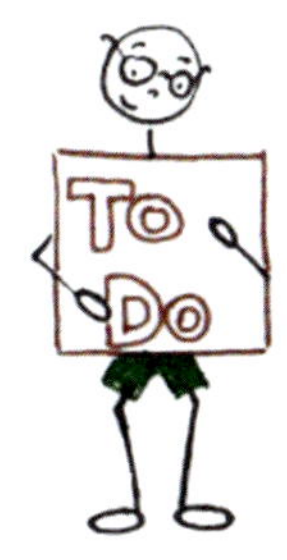

Stadt – Land – Fluss ... geht auch anders

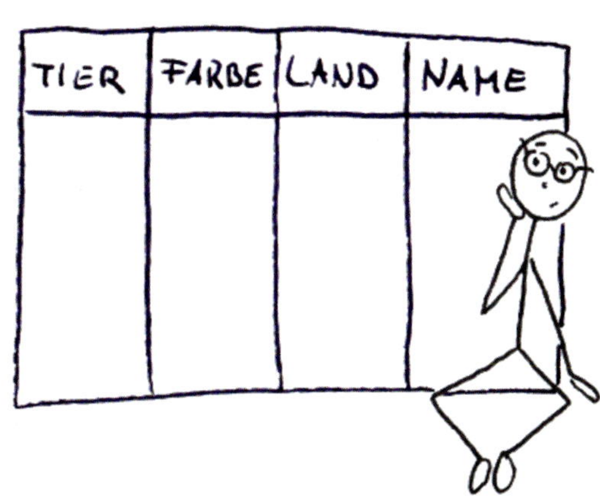

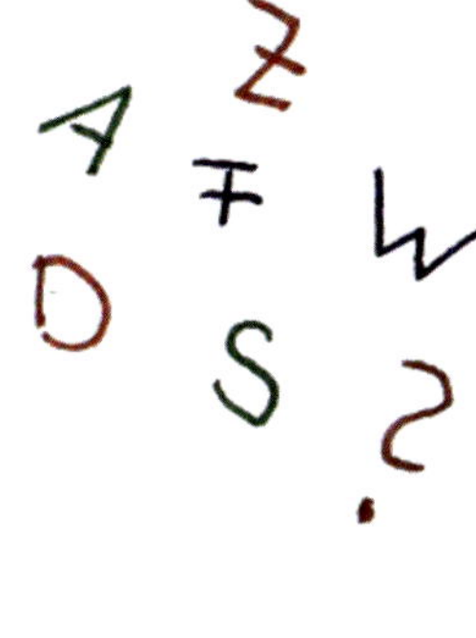

Hinweise zur Durchführung	Eine Tabelle wird erstellt. In die obere Zeile werden die Oberbegriffe eingetragen, die für die Mitspieler passend sind. Alternativ zu Stadt, Land und Fluss können u. a. auch Pflanzen, etwas zu essen, Vornamen, Familienmitglieder, Sportarten usw. gewählt werden. Dieses Spiel lässt sich auch bei einem Spaziergang spielen, wenn jeder nur für eine Kategorie zuständig ist. Das macht den Weg etwas kurzweiliger.

Anzahl	1 × täglich

Montag	Dienstag	Mittwoch	Donnerstag	Freitag	Samstag	Sonntag

Datum	Kognition/Aufmerksamkeit

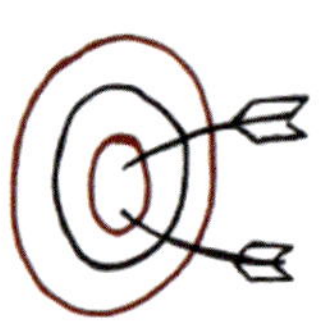	• Verbesserung der Wachheit und der Fokussierung

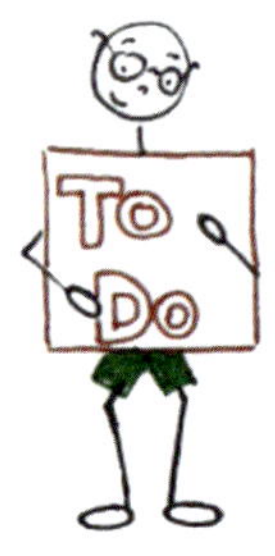	**Tischtennisball auf einem Tischtennis-schläger springen lassen** 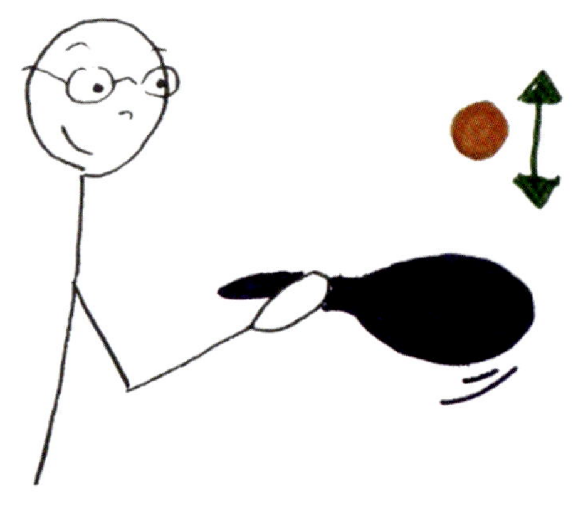

Hinweise zur Durchführung	Den Tischtennisschläger mit beiden Händen halten. Den Ball so springen lassen, dass möglichst viele Sprünge des Balles möglich sind. Mitzählen! **Steigerung:** Den Schläger nach dem ersten Sprung so drehen, dass die andere Seite des Schlägers den nächsten Sprung ermöglicht. Auch hier geht es darum, so viele Wiederholungen wie möglich zu erreichen!

Anzahl	1× täglich 5–10 min

Montag	Dienstag	Mittwoch	Donnerstag	Freitag	Samstag	Sonntag

Anhang

Datum	

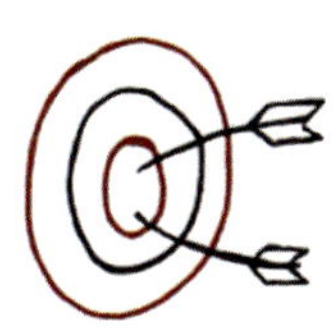	

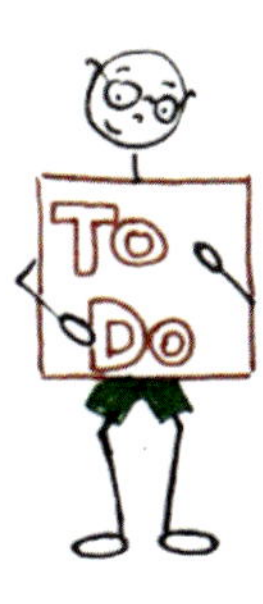	

Montag	Dienstag	Mittwoch	Donnerstag	Freitag	Samstag	Sonntag

Datum	

To Do	

Hinweise zur Durchführung	

Anzahl	

Montag	Dienstag	Mittwoch	Donnerstag	Freitag	Samstag	Sonntag

Literatur

Literatur

Balster, Klaus (1998): Kinder mit mangelnden Bewegungserfahrungen
Duisburg: Sportjugend im LSB NRW e.V.

Dürr, Gisela; Stiefenhofer, Martin (2002): Schöne alte Kinderspiele
München: Piper Verlag

Herren D.; Meuwly, B.; Nacke, A.; Diezi-Duplain, P. (2007): Bewegen macht Sinn
Zürich: Verlag Pestalozzianum an der pädagogischen Hochschule Zürich

Hesse, Katharina (Übersetzung) ([10]2002): Meister Wangs
Stuttgart: Egmont VGS Verlag (Grundübungen ab Seite 20)

Kiese-Himmel, Christiane (1998): Taktil-kinästhetische Störung
Göttingen: Hogrefe Verlag

Klein, Margarita (2001): Schmetterling und Katzenpfoten
Münster: Ökotopia Verlag

Nacke, Angela (2005): Ergotherapie bei Kindern Wahrnehmungsstörungen
Stuttgart: Georg Thieme Verlag

Schönthaler, Erna (2013): Grafomotorik und Händigkeit
Stuttgart: Georg Thieme Verlag

Seyffert, Sabine (1999): Ein Himmel voller Luftballons – 100 Spiele mit Luftballons zum Toben, Entspannen und Träumen
Münster: Menschenkinder Verlag